全国高职高专创新教育"十三五"规划教材·护理类

护理人际沟通

主　编　李红梅

副主编　刘　印　尹雅娟　姚丽娟

编　委（以姓氏汉语拼音为序）

宫汝飞（广西科技大学）

何艳平（吉林大学第二医院）

金　笛（长春医学高等专科学校）

靳璐璐（聊城职业技术学院）

李红梅（滨州职业学院）

刘　印（长春医学高等专科学校）

姚丽娟（滨州医学院附属医院）

尹雅娟（广西科技大学）

U0303870

西安交通大学出版社
XI'AN JIAOTONG UNIVERSITY PRESS

图书在版编目(CIP)数据

护理人际沟通/李红梅主编. —西安:西安交通
大学出版社,2018.8(2022.1 重印)
ISBN 978－7－5693－0831－0

Ⅰ.①护⋯　Ⅱ.①李⋯　Ⅲ.①护理学-人际关系学
Ⅳ.①R471－05

中国版本图书馆 CIP 数据核字(2018)第 195731 号

书　　　名	护理人际沟通
主　　　编	李红梅
责任编辑	郭泉泉

出版发行	西安交通大学出版社
	(西安市兴庆南路 1 号　邮政编码 710048)
网　　　址	http://www.xjtupress.com
电　　　话	(029)82668357　82667874(发行中心)
	(029)82668315(总编办)
传　　　真	(029)82668280
印　　　刷	西安五星印刷有限公司

开　　　本	787mm×1092mm　1/16　　印张　7.875　　字数　187 千字
版次印次	2019 年 2 月第 1 版　　2022 年 1 月第 2 次印刷
书　　　号	ISBN 978－7－5693－0831－0
定　　　价	32.80 元

读者购书、书店添货,如发现印装质量问题,请与本社发行中心联系、调换。
订购热线:(029)82665248　(029)82665249
投稿热线:(029)82667663
读者信箱:xjtumpress@163.com

前　言

　　社会的进步和护理学科的发展要求护理人员不但要掌握专业知识、技能,同时还应具备一定的人文修养。所以在护理教学中,应加强人文教育,尤其是人际沟通与礼仪知识和技能的学习。良好的人际沟通能力和规范的护理礼仪是护理人员必备的重要知识和能力。同时为了适应新形势下高职高专护理专业教育改革和发展需要,根据全国高职高专创新教育教材的编写要求,我们组织编写了《护理人际沟通》这本教材。

　　全书共七章,内容涵盖了人际沟通与人际关系、日常沟通与交往、护患沟通与交往、护士与医院工作人员的关系沟通、特殊情景下的护患沟通、求职沟通与礼仪等相关理论知识和技能。本教材在内容的编排与选取上,从我国目前护理教育和临床实际需要出发,本着"学以致用"的原则,以"必需、够用"为度,同时也充分与国家护士执业资格考试有机结合,增强教材的适用性。

　　在编写体例方面,本教材主要设置了以下模块:"学习目标"便于教学,也便于学生作为学习的导引;"知识链接"能够扩展一定的知识量;"案例导入"能够使学生理论联系实际,加深理解;"本章重、难点小结"使学生能够把握学习中的知识点和能力点;最后通过"课后习题"这一栏目对各类型习题的练习,来巩固学习要点,检测学习目标实现与否。这一点体现了教材的实用性、科学性、系统性。同时,本教材在编写过程中,选取的内容多与学生或护理人员的日常行为有关,提高了学生的学习兴趣。同时也有助于提高学生的实践沟通能力和规范护理礼仪。

　　本教材编写过程中得到了各位编者所在单位领导的大力支持,相关医院专家对本教材进行了指导并提出宝贵意见,同时西安交通大学出版社在本教材编写过程中给予了具体指导和帮助,在此一并表示感谢!

　　由于水平有限,书中难免有疏漏和不妥之处,诚挚地恳请广大师生、专家、同仁提出宝贵意见和建议,以便我们今后进行修订,使之不断提高和完善。

编　者

2018 年 5 月

目 录

上 篇 基础知识

下 篇 实训指导

上 篇

基础知识

第一章 绪 论

🔵 **学习目标**

1. 掌握并理解建立良好护理人际关系的重要意义。
2. 熟悉护士培养良好人际沟通能力的途径及方法。
3. 了解良好的沟通对护理工作的积极影响。

第一节 学习护理人际沟通课程的重要意义

随着医学模式的转变,护理的工作重心已全面转向以人的健康为中心的发展阶段,人们对医疗服务和护理质量的需求增加,对护理人员的沟通与交往能力也提出了更高的要求,做好与患者之间的沟通交流工作,促进护患间的信任与理解,充分满足患者的各种需求。同时,2016 年国家卫生和计划生育委员会文件明确规定所有三级医院(其他医院参照执行)要开展新入职护士的规范化培训,其中就包括对新入职护士沟通交流能力的培训,注重护理人员沟通能力的培养,以适应护理工作发展趋势和实际工作需求。

一、护士培养良好沟通能力的重要性

(一)良好的沟通能力是护士应具备的基本素质之一

患者住进病房,接触最多的是护士,护士不但要有精湛的技术,更应具备人际沟通与交往的技能。与患者沟通是护士的责任和义务,护士应有沟通意识,主动地、自觉地与患者交流,在沟通中体现护士对患者人格的尊重。

(二)良好的沟通是护理工作的基础

在临床护理工作中,沟通无时无刻不存在,例如在给患者介绍住院规则和环境、护理指导或卫生宣教、搜集病史、实施护理措施等过程中都包含着沟通,有效的沟通是护理人员工作顺利进行的基础。

(三)减少医疗纠纷

随着医学知识的普及和法制观念的增强,公民的自我保护意识和法律意识不断加强,患者合法权益一旦受到损害就要追究法律责任。所以护理人员应具备良好的沟通交流能力,这样有利于建立良好的护患关系,及时消除患者在医疗、护理过程中的疑虑、误会,减少医疗纠纷的发生。

名家经典

与人相处的学问,在人类所有的学问中应该是排在前面的,沟通能够带来其他知识不能带来的力量,它是成就一个人的顺风船。

——卡耐基

二、建立良好护理人际关系的意义

(一)有利于促进护患关系

护士在临床护理工作中,主动体贴、关心和呵护患者,恰到好处地进行沟通、情感传递,使患者得到心理上的满足和慰藉。同时患者能够主动配合治疗,护患双方共同合作促进疾病的康复,这种良好的护理人际关系有利于促进护患关系良性发展。

(二)有利于促进护患双方的身心健康

护士日常熟悉患者的基本情况、掌握患者的病情、了解患者的心理状况等,大部分需要通过有效的沟通而获得。而在良好的护患关系中,有利于获取患者最真实的信息,有助于护理人员制订出合理的护理计划,从而促进患者早日康复。同时,在为患者提供优质的护理服务过程中,也可以增强护士的责任感,有利于护士自觉更新知识,注意品德修养,提高自身工作能力。

(三)有利于创造良好的工作环境

良好的护理人际关系可以使护理人员与其他工作人员密切协作、相互支持,为患者创造良好的治疗环境,同时也有利于护理工作系统高效、合理地运行,保证护理工作顺利进行。

(四)有利于适应医学模式的转变

生物-心理-社会医学模式,要求护理人员以患者整个人为服务对象,包括其生物-心理-社会需求,熟悉和掌握患者的心理活动,能够积极地与患者进行沟通与交流,从整体上为患者服务,使患者在日常护理实践中更好地适应新的医学模式。

第二节　护士培养良好沟通能力的途径和方法

人际沟通能力是每个人在生活和工作中必备的一种技能。作为护理人员来说,每天在临床工作中都要面对患者、家属、同事等,更需要具备良好的沟通能力。掌握沟通的要领,同时灵活运用沟通的技巧,这些都需要在平时的生活和工作中练习和实践。如何提高护理人员的沟通能力呢?具体如下。

一、增强自身素质

首先应具备高尚的职业素质,热爱护理事业,具有奉献精神、同情心和责任感。无论任何时候,护士都应把患者利益放在首位,树立全心全意为患者服务的意识。在临床护理工作中,护士应时刻体现人文关怀,而良好的护患沟通恰恰是人文关怀在临床中的具体应用。其次,护士应提高自身的人文素质,不断丰富自己的知识和思想,拓宽自己的文化视野。这样才能在实际工作中针对各类患者不同的生活习俗、文化背景等有更好的了解,从而获得更有效的沟通,为患者提供更人性化的医疗服务。

二、掌握相关沟通技巧

有效的沟通是一门学问,也是一门艺术。沟通的学问是指任何沟通都是有其本身的目的,把握住沟通的目的,同时掌握沟通的要领,将相互的理解或者思想表达出来是需要练习和实践的;而沟通是一门艺术,指的就是沟通的技巧,例如在语言方面、非语言方面、外部环境因素等,交流双方对事件的把握度以及是用一个什么样的态度在进行沟通等。掌握相关的沟通技巧,将有助于提高自身的沟通能力。

三、加强实践锻炼

护理人际沟通课程是一门理论和实践相结合的课程,沟通能力的提高除了理论知识的学习,更重要的是在日常生活中和临床工作中,有意识地培养和训练。在学习护理人际沟通课程过程中,可以通过角色扮演、案例分析、标准化患者等方式,把训练的内容与临床实际工作结合起来,这样更能增加感性认识,同时也能提高自身的思维和沟通能力。另外,护士应深入临床实践,因为临床沟通灵活性更大,甚至没有一个固定的模式,以此来提高亲身交流的技巧,积累沟通的经验,从而提高护理人员的沟通能力。

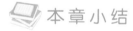 **本章小结**

一、本章提要

1. 良好的沟通能力是护士应具备的基本素质之一,是临床护理工作的基础,护患之间良好的沟通可以避免很多医疗纠纷。

2. 在临床护理工作中,建立良好的护理人际关系,可以促进护患关系向良性发展,同时也可以促进护患双方身心健康。另外,和谐的护理人际关系,能为护理人员创造良好的工作环境,同时也有利于适应医学模式的转变。

3. 护理人员培养良好沟通能力的途径和方法包括增强自身的素质、掌握相关的沟通技巧和加强临床实践锻炼。

二、本章重、难点

1. 良好护理人际关系的重要意义。
2. 护理人员培养良好沟通能力的途径和方法。

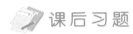 课后习题

一、问答题

建立良好护理人际关系的重要意义。

（李红梅）

第二章 人际沟通与人际关系

学习目标

1. 掌握构成沟通的基本要素;掌握建立良好人际关系的策略;能够将人际沟通、人际关系的相关理论运用到实践。
2. 熟悉人际沟通概念、特征、形式;人际关系的概念、特征、影响因素。
3. 了解人际关系的类型。

第一节 人际沟通

案例导入

小贾是公司销售部一名员工,为人比较随和,不喜争执,和同事的关系处得都比较好。但是,前一段时间,不知道为什么,同一部门的小李老是处处和他过不去,有时候还故意在别人面前指桑骂槐,对跟他合作的工作任务也都有意让小贾做得多,甚至还抢了小贾的好几个老客户。

起初,小贾觉得都是同事,没什么大不了的,忍一忍就算了。但是,后来看到小李如此嚣张,小贾一赌气,告到了经理那儿。经理把小李批评了一通,从此,小贾和小李成了绝对的冤家了。

问题导向

事件起初小贾一味地忍让,这种忍让是解决问题的最佳办法吗? 经理的做法是否合适呢? 如果你是事件中的小贾或者经理,你又会如何去做呢? 这个案例给了我们什么样的启示呢?

从上述案例中,我们可以看到每一个人都应该学会主动的沟通、真诚的沟通、有策略的沟通,如此一来就可以化解很多工作与生活中完全可以避免发生的误会和矛盾,所以沟通在人与人之间的交往中发挥着极其重要的作用。可以说,具备较强的沟通能力,便会拥有良好的人际关系。那么什么是人际沟通? 我们在生活和工作中与他人沟通时需要注意哪些因素呢?

一、沟通概述

人具有社会属性,这种属性决定了人与人之间必然存在着沟通和信息交流,通过有效沟通,达到生存、交往、合作和成就自我的目的,最终推动人类社会不断进步和发展。沟通是人与人之间发生联系的重要形式和方法,所以应该很好地掌握和理解沟通的基本知识,才能更好地进行有效的沟通。

(一)沟通的概念

所谓沟通是指在工作和生活中,为了达到某种目的,人与人之间通过语言、文字、形态、眼神、手势等手段,使彼此了解,相互信任并适应对方的一种活动过程。

沟通的概念可分为广义和狭义两种,广义的沟通泛指自然界中信息的交流。狭义的沟通主要是指社会生活中的人际沟通。真正意义上的沟通应具备以下三个层面的内容。

1. 沟通是信息传播

即信息是通过一定的渠道由发出者传递给既定接收者,如果没有传递的过程,那么沟通就无从谈起。

2. 沟通是对信息的理解

有效的沟通是指双方准确地理解了信息的含义,而并不是沟通双方达成了一致的意见。

3. 沟通是信息的双向流动

沟通是一个双向互动的信息传递和反馈过程,即信息的发出者与接收者之间的反应过程和结果。

(二)沟通的要素

1973年心理学家海因(Hein)提出了"系统沟通过程模式"。该模式认为沟通是在一定的环境中,信息的发送者借助一定的传递途径,将信息发送给接收者,并寻求反馈以达到相互理解的一个动态的复杂过程。根据该理论,沟通的基本要素包括信息背景、信息发出者、信息、传递途径、信息接收者、反馈。

1. 信息背景

信息背景指沟通发生的原因、场所、背景环境等,是引发沟通的理由,同时也是影响沟通过程的重要因素。在沟通过程中,背景可以提供许多信息,也可以改变或强化语词、非语词本身的意义,所以,在不同的沟通背景下,即使是完全相同的沟通信息,也有可能获得截然不同的沟通效果。

(1)物理背景:物理背景是指沟通场所、空间的大小、有无噪音等干扰因素。通常情况下,大小适宜的物理空间,环境温、湿度适宜,无噪音干扰等,更有利于沟通双方专心交流信息。

(2)社会背景:社会背景一方面指沟通者之间的社会角色关系,例如师生关系、夫妻关系,由于沟通双方担任的角色不同,看问题的方式和角度也不一样。社会角色的差异会影响到沟通效果。社会背景另一方面指沟通情境中对沟通发生影响但并不直接参与沟通的其他人。

(3)心理背景:心理背景是指沟通双方的情绪和态度。当沟通双方处于兴奋状态时,对信息的交流通常是积极响应的。相反,如果沟通双方处于悲伤、焦虑状态时,则往往对信息的交流是消极的,当然对信息的接收和反馈过程就会受到干扰。

(4)文化背景:文化背景是指沟通双方长期的历史文化积淀。它决定了沟通双方较稳定的价值取向、思维模式和心理结构。文化背景涵盖了国家、地区、行业、企业、部门以及个人,不同的文化背景更是潜移默化地影响着整个沟通过程、沟通行为,甚至沟通效果。在护理工作中,护理人员应主动了解各类服务对象的不同文化背景和信仰,适应其沟通方式,为其提供多元化的护理服务。

2. 信息发出者

信息发出者是指发出信息的主体,又称"编码者"或"信息源",可以是个人、群体或组织。信息发出者将想法、认识及感觉转化成信息传递给对方。沟通的过程通常由他们发动,沟通的对象和沟通的目的通常也由他们决定。一般说来,信息源的权威性和经验、可值得信赖的特征、信息源的吸引力等都会影响整个沟通过程。

3. 信息

信息指能够传递并能被接收者的感觉器官所接收的观点、思想、情感等,包括语言和非语言的行为以及这些行为所传递的所有内容。信息是沟通的最基本要素和灵魂。在沟通过程中,信息必须转化成符号,并通过一定的途径传递给接收者。对于这些符号的理解,沟通的双方必须具有相近的符号解读能力。

4. 传递途径

传递途径是指信息由发出者传递到接收者的通道,又称信道,是信息传递的手段或媒介。在沟通过程中,信息可以通过多种途径进行传递。不同的信息内容要求不同的传递途径,而传递途径的选择也会影响沟通效果。一般情况下,信息传递过程中使用的途径越多,接收者对信息的理解越快、越全面。

5. 信息接收者

信息接收者又称"译码者",是指接收信息的主体。接收者需要在接收信息后先将接收的信息代码译为可理解的信息内容,才有意义。理想的沟通,应该是译码后还原的信息最大程度接近编码者发出的源信息。但是这一过程要受到接收者的经验、知识、才能、个人素质以及对信息输出者的期望等因素的影响。

6. 反馈

反馈即沟通双方彼此间的回应。接收者把收到并理解了的信息返送给发送者,以便发送者对接收者是否正确理解了信息进行核实。如果反馈显示接收者接收并理解了信息的内容,这种反馈称为正反馈;反之,称为负反馈。反馈的作用是使沟通成为一个交互过程。

完整无缺的沟通过程必定包括了信息的成功传送与反馈两个大的过程,有效的、及时的反馈是极为重要的,没有反馈的沟通过程容易出现失误或失败。例如我们在与患者交流时,要及时反馈,并把患者反馈加以归纳、整理,再及时地反馈回去。

(三)沟通的特征

1. 目的性

沟通都是有目的的,或传递信息,或表达感情,或维系关系。沟通的目的性是客观存在的。在沟通过程中,双方都希望自己发出的信息能正确地被对方理解,并得到回应。

2. 象征性

人际沟通总是借助一些社会约定俗成的语言、动作、表情、习俗等来完成,这些信号系统作为沟通的工具,在一定的社会环境中均具有一定的象征意义。例如母亲节时人们会选择被誉为"母爱之花"的康乃馨送给妈妈,来表达对母亲的热爱之情。

3. 关系性

人际沟通是建立和改善人际关系的基础。根据沟通双方人际关系的类型,选择合适的沟通方式和技巧。同时,不良的沟通往往也会影响到人际关系。

4. 习得性

沟通能力是一种技能,可以通过后天学习和不断操练得到不同程度发展。

5. 互动性

人际沟通存在于人与人之间,是有来有往的过程。信息发出者期待接收方的回应,并在信息交流过程中不断进行角色的互换,同时相应调整沟通的内容和形式。

6. 不可逆性

沟通的信息一旦发出就无法回收,事后的弥补往往事倍功半。所以在沟通过程中要积极慎重,三思而行,以免产生不良影响。

二、人际沟通的分类

根据不同的分类方法,可以将人际沟通分为多种形式。

(一)按沟通符号分类

按沟通符号分类可以将人际沟通分为语言性沟通与非语言性沟通。

1. 语言沟通

语言沟通是指通过语言和文字实现的沟通。语言沟通是最准确、最有效、运用最广泛的一种沟通方式,包括口头语言沟通和书面语言沟通两种方式。

(1)口头语言沟通:沟通中绝大部分信息是通过口头传递的,方式灵活多样。但受时空及双方条件限制,正式场合常采用口语与书面语结合,使信息更可靠。

(2)书面语言沟通:是借助于书面文字实现的沟通。书面语言沟通的特点是:能够长期保存,有形展示;准确性高;阅读接收信息不失真,加深印象,提高效率;传播范围广;成本低;省时;由于缺乏提供信息背景支持,影响力较低;沟通效果易受沟通对象文化水平限制。

2. 非语言沟通

非语言沟通是指借助于非语言符号,如服饰打扮、表情、姿势、动作、气质、体态、音调、触摸、空间距离及位置等实现的沟通。非语言沟通可以加强扩大语言沟通的信息,在特定情境下可以具体表达语言之外的思想、情感或其他信息。

(二)按沟通渠道分类

按沟通渠道分类可以将人际沟通分为正式沟通和非正式沟通。

1. 正式沟通

正式沟通是指通过正式的组织程序,按组织规定的线路和渠道进行的信息传递与交流。如项目例会、项目计划、项目报告、组织与组织间的往来公函等。其特点是信息传递准确,内容集中,具有权威性,但沟通的速度相对较慢,缺乏互动性。

2. 非正式沟通

非正式沟通是指正式沟通渠道之外的信息交流传递。如茶余饭后的私聊、节假日的问候等。特点是形式灵活多变,信息传播速度快,但不一定可靠,信息容易失真。

(三)按沟通流向分类

按沟通流向分类可将人际沟通分为纵向沟通和横向沟通。

1. 纵向沟通

纵向沟通是指沿着组织的指挥链在上下级之间进行的信息传递,又可进一步分为上行沟通渠道和下行沟通渠道两种形式。上行沟通是指自下而上的沟通,如汇报工作等。下行沟通是指自上而下的沟通,如分配任务等。

2. 横向沟通

横向沟通是指在组织内部横向部门或人员间进行的信息传递。这种沟通形式有利于促进部门或组织成员间的友好关系。

(四)按沟通方向分类

按沟通方向分类可将人际沟通分为单向沟通和双向沟通。

1. 单向沟通

单向沟通是指一方只发送信息,另一方只接收信息的沟通过程。信息发出者不能及时从信息接收者处获得反馈信息。如做报告、讲课、演讲、观众看电视、听众听广播等。特点是信息传播速度快、接收面广等,但由于没有及时的互动,缺乏反馈,沟通效果不确定。

2. 双向沟通

双向沟通是指沟通双方同时互为信息的发出者和接收者,并且同时以讨论和协商的姿态进行信息的交流过程。如谈心、讨论、病史采集、健康指导等。其特点是沟通信息准确,能够增进感情,但耗时较长,信息传递速度较慢。

(五)按沟通意识分类

按沟通意识分类可将人际沟通分为有意沟通与无意沟通。

1. 有意沟通

有意沟通是指沟通者对自己的沟通目的有所意识的沟通,即具有一定目的性的沟通。如通常的谈话、写信、讲课、打电话,护理工作中的心理护理、了解病情,甚至平常的闲聊都是有意沟通。

2. 无意沟通

无意沟通是指在与他人的接触中没有意识到的信息交流。不容易为人们所认识,但又经常发生,其广泛程度往往超过我们想象。如护理人员在与患者接触时,与患者的目光接触、面带微笑等。

沟通的目的不同、内容不同、沟通者的性格和自身条件不同、沟通环境不同,其结果是采取的沟通方式也不同。因此,在沟通时,首先要根据沟通的具体内容和所要达到的目的来选择合适的、恰当的沟通方式。

三、人际沟通的影响因素

沟通是一个复杂的双向互动的过程,会受到很多因素的影响,每个环节出现故障,都会引起信息的失真或偏差,没有达到沟通的预期目的。因此,认识影响沟通过程的因素,并利用好积极因素,排除沟通障碍,保证沟通顺利进行。影响人际沟通的因素包括环境因素和个人因素。

(一) 环境因素

1. 物理环境

(1)噪声:影响沟通的重要因素。持续性的噪声往往会影响沟通者的心情,很容易使人烦躁,另外沟通环境中噪声会使信息传递失真,使接收者无法收到正确的信息,从而影响沟通效果。所以在临床护理工作中,护理人员在与患者沟通前要尽量排除一切噪声,创造一个安静的环境,保证沟通顺利进行。

(2)距离:在沟通过程中,双方往往会有意无意地根据彼此的人际关系保持一个合适的空间距离。若沟通双方的距离过近,个人空间被侵犯,人的心理内环境的稳定状态遭到破坏,会使人感到不安甚至威胁;若距离过远,有时又会使沟通双方的亲切感降低,影响沟通效果。所以在临床护理工作中,护理人员与患者沟通时,应注意选择合适的空间距离,既要使患者感到亲切,又不会对其造成心理压力,避免给患者造成紧张不适等感觉。

(3)其他:包括光线、温度、湿度、整洁度、通风等。舒适整洁、温湿度适宜的环境有利于沟通双方情绪的放松,使沟通顺利进行。反之,则不利于沟通。

2. 隐秘性

当沟通内容涉及个人隐私时,若不具备私密的环境,则沟通者会有一些顾虑,甚至会拒绝进一步交流和配合,从而影响了沟通效果。因此,在临床护理工作中,当涉及患者隐私时,应尽量选择无人干扰的房间,或请无关人员暂时回避,或用屏风遮挡等措施,减轻患者的思想顾虑,使沟通顺利进行。

(二) 个人因素

1. 生理因素

在沟通过程中,信息的发出和接收会受到沟通者生理因素的影响。如疼痛、饥饿、疲倦等暂时性生理缺陷,会使沟通者难以集中精力进行沟通;如聋、哑、盲或智力发育不健全等永久性生理缺陷,则对沟通信息的理解存在一定的困难;年龄因素,如老人、小孩等,对沟通效果也会有影响。

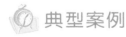 典型案例

沟通的学问

杨大爷明天要施行横结肠部分切除术。责任护士小李忙于做术前准备,边备皮边说:"杨大爷,明天要手术了,今天晚上开始禁食。"杨大爷听成明天要手术,今晚需要进食,就应允了,于是早早吃了面条就睡觉。结果,术中发现肠道准备不充分。

2. 心理因素

心理因素是指沟通双方的个性、态度、情绪等对沟通效果的影响。通常情况下,热情、开

朗、善解人意等性格特征的人在沟通中往往采取主动的方式。同时良好真诚的态度、稳定的情绪则有助于沟通的顺利进行,若沟通者任何一方在焦虑、愤怒、抑郁等情绪下,或缺乏真诚的态度,这些都会影响沟通双方对信息的传递和接收,从而影响沟通效果。

3. 文化因素

文化因素是指沟通双方的认知、习俗、沟通技巧等对沟通效果的影响。由于人们所受到的文化知识教养和品行修养不同,导致个体对外界事物和人的态度及观点也不同,这种认知上的差异,会使沟通双方对事物的看法不一致,成为沟通的障碍;不同国家、不同地区由于民俗文化、礼节习俗、宗教信仰等的差异,也会给沟通带来一定的障碍;沟通技巧的缺乏,主要表现在不善于选择适当的沟通渠道,不善于有效倾听,不能合理使用语言,不能控制情绪,不能及时反馈等方面,这些技巧的缺乏,使得沟通产生较大的障碍。

4. 语言因素

如果沟通双方使用对方不理解的专业术语、方言、习惯用语,或沟通中讲话含糊、词不达意、语言结构不合理等,这些因素都会使沟通出现障碍。因此,在沟通过程中,要根据沟通对象、时机等选择合适的用词,这样才能保证发送的信息能够被对方完全接收和理解。

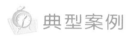 典型案例

语言沟通的神奇作用

有一个秀才去买柴,他对卖柴的人说:"荷薪者过来!"卖柴的人听不懂"荷薪者"(担柴的人)三个字,但是听得懂"过来"两个字,于是把柴担到秀才前面。秀才问他:"其价如何? 卖柴的人听不太懂这句话,但是听得懂"价"这个字,于是就告诉秀才价钱。秀才接着说:"外实而内虚,烟多而焰少,请损之(你的木柴外表是干的,里头却是湿的,燃烧起来,会浓烟多而火焰小,请降些价钱吧)。"卖柴的人因为听不懂秀才的话,于是担着柴就走了。

第二节　人际关系

案例导入

在某重点高校读热门专业的大一学生周某,几次找到班主任老师要求退学。周某写得一手好文章,还弹得一手好钢琴。入校不久,她就因文笔出众,被校内文学团体破格吸收为会员,还被选为寝室长。但她和同学关系总是处不好。周某对班主任说:"我也想好好与寝室同学相处。但时间一长,我发现自己真的无法和室友们相处,我习惯早睡,她们却喜欢聊到深夜;我比较爱干净,她们却喜欢乱丢乱搭,把寝室搞得乱七八糟。我以寝室长的身份给她们提出一些建议和要求。她们不但不听,反而恶言相骂。就这样我与室友经常因为一些琐事发生争执,我认为自己是对的,但她们并不理睬,几乎没人跟我说话。现在我和室友的关系很糟糕,已经到了孤立无援的地步。"不知从什么时候起,周某觉得班里同学们好像都不喜欢她,讨厌她,总在背后议论她,以至于她感觉"大家都挺虚伪的,一回到寝室,就胸口发闷",甚至觉得"活着没意思"。每当周某讲这些时,就变得烦躁不安,最后竟然泪流满面。

问题导向

案例中的周某为什么会受到孤立？你认为她在人际交往中存在哪些问题呢？

从上述案例中，我们看到人对环境的适应，主要是对人际关系的适应。有了良好的人际关系，人才有了支持力量，有了归属感和安全感，心情才能愉快。所以学习和掌握一些人际交往的基本原则和策略是非常有必要的。

一、人际关系概述

美国社会学家卡耐基说："无论你从事何种工作，只要你学会处理人际关系，你就在成功的道路上走了85%的路程。"作为一名护理人员，不仅要学习如何正确处理一般的人际关系，还要将人际关系学的知识运用到临床护理工作中，创造良好的工作环境，为护理对象提供高质量的护理服务。

（一）人际关系的概念

人际关系是指人们在社会生活中，通过相互认知、情感互动和交往所形成和发展起来的人与人之间的心理上的关系或心理上的距离。它会对个体的心理和行为产生深远的影响。

（二）人际关系的类型

人际关系的类型因出发点、角度及依据的不同，有多重分类方法。

1. 按照人际关系连接的纽带划分

（1）血缘人际关系：如亲子、祖孙、叔侄、甥舅等，血缘人际关系是人际关系中最直接、最普遍的关系。

（2）地缘人际关系：如邻里关系、同乡关系等。

（3）业缘人际关系：如同事关系、师生关系、经营关系等。

2. 按人际关系的心理倾向性划分

（1）主从型人际关系：是人际交往中最基本的一种。有相当一部分人喜欢支配别人，而另一些人则愿意顺从别人。如果他们互相结合在一起，就形成了主从型的人际关系。

（2）合作型人际关系：双方为了达到共同的目标而达成的互相配合、互相让步的人际关系，多见于同事、朋友之间关系。

（3）竞争型人际关系：双方为了各自目标而互相竞赛、互相排斥的人际关系。

3. 按人际关系的所属领域划分

（1）经济关系：经济关系是人际交往中常见的一种关系。如在家庭生活中，家庭成员间为家庭开支所发生的消费关系，工厂里厂长与工人的关系，这些都是经济关系。

（2）政治关系：政治关系指人们在政治活动中所发生的人与人之间的关系。一般是指阶级关系、党派关系、民族关系和国际关系。

（3）法律关系：法律关系是指人们根据法律规范而结成的关系。如民事法律关系、家庭关系等。

（4）伦理关系：伦理关系是人与人之间的一种客观关系，这种关系往往不是依靠权威或律令强行规定,而是一种由双方作为自觉主体本着"应当如此"的精神相互对待的关系。

4. 按照人际交往的目的和性质划分

(1)情感型:为满足相互间的情感交流、形成良好的心理气氛而建立起来的人际关系,如友谊、爱情等。

(2)功利型:因为某种功利目的而建立的人际关系,如客户关系等。

(3)混合型:实际交往中纯粹意义上的情感型与功利型比较少见,大多表现为两者兼具的混合型。

5. 按照人际关系形成的途径划分

(1)不可选择型人际关系:主要是由血缘和其他社会因素决定的,比如父子关系。

(2)可选择型人际关系:是指按交际主体选择交际对象而形成的人际关系,如夫妻关系。

在现实社会中,各种类型的人际关系的存在并不是孤立的,往往是以综合的形式存在的。交往的类型也是随着交往的深度、相互了解的程度、各自的心态以及外界环境的影响而不断变化的。

(三)人际关系的特征

1. 社会性

人是社会的产物,社会性是人的本质属性,是人际关系的基本特点。随着社会生产力的发展和科学技术的进步,人们的活动范围不断扩大,活动频率逐步增加,活动内容日趋丰富,人际关系的社会属性也不断增强。

2. 复杂性

人际关系的复杂性体现于两个方面:一方面,人际关系是多方面因素联系起来的,且这些因素均处于不断变化的过程中;另一方面,人际关系还具有高度个性化和以心理活动为基础的特点。因此,在人际交往过程中,由于人们交往的准则和目的不同,交往的结果可出现心理距离的拉近或疏远,情绪状态的积极或消极,交往过程的冲突或和谐,评价态度的满意或不满意等复杂现象。

3. 多重性

人际关系的多重性是指人际关系具有多因素和多角色的特点。每个人在社会交往中扮演着不同的角色:一个人可以在学生面前扮演老师角色,在同事面前扮演朋友角色,回到家还会扮演丈夫(妻子)角色、父亲(母亲)角色等。每个人社会交往中分别扮演不同的角色,使人际关系具有多重性。

4. 多变性

人的成长和发展会受到多方面因素的影响,使人们所处的环境、地位发生着变化,所以人际关系随着年龄、环境、条件的变化,不断发展、变化。

5. 目的性

在人际关系的建立和发展过程中,双方都是抱有不同目的,从而来满足自身的各种需求,所以人际关系具有不同程度的目的性。随着市场经济的推进,人际关系的目的性更为突出。

二、建立良好人际关系的策略

(一)创造良好的第一印象

第一印象是指最初给人们留下的印象,在人际交往中具有重要作用。人们会在初次交往的短短几分钟内形成对交往对象的一个总体印象,如果第一印象是良好的,那么人际吸引的强度就大;如果第一印象不是很好,则人际吸引的强度就小。而在人际关系的建立与发展过程中,最初的印象同样会深刻地影响交往的深度。

1. 外貌服饰

服饰、仪表是首先进入人们眼帘的,特别是与人初次相识时,由于双方不了解,服饰和仪表在人们心目中占有很大分量。整洁的仪表,得体的服饰往往会使对方产生好感。

2. 言谈举止

言谈举止是一个人精神面貌的体现。它真实地反映了一个人的素质、受教育的水平及能够被人信任的程度。在人际交往中,恰当的言谈、得体的举止、真诚的态度,让人感觉随和亲切,平易近人,容易接触。

(二)肯定对方,真诚赞美

心理学家认为,每个人都是天生的自我中心者,都希望别人能承认自己的价值,支持自己、接纳自己和喜欢自己,并得到别人的赞扬。因此,当对方取得成绩与进步时,选择恰当的时机和适当的方式表达对对方的赞许是增进彼此感情的催化剂。

(三)主动提供帮助

每个人在社会生活的过程中都会遇到各种各样物质方面或精神方面的问题,积极主动地向别人伸出援助之手,会使对方感到温暖,并可以极快地拉近双方的心灵距离。所以在人际交往中,多关注对方的需求,则有利于建立良好的人际关系。

(四)经常互致问候

良好人际关系的维持需要不断的情感联系,使双方的心理距离逐渐拉近。而定期联系,经常彼此问候,是维持和增进感情联系的常用方式。双方经常交往,可以使相互间更加了解,增进感情,同时也能表达对彼此的关注和关心,能够维持良好的人际关系。

(五)关注对方兴趣

在人际交往过程中,只有双方的兴趣和关注点聚焦在一起时,彼此才能有更多的话题,才能有更深的情感交流,所以交流中寻找对方感兴趣的话题和内容并展开友好的讨论,更有助于建立良好的人际关系。

三、人际沟通与人际关系的辩证关系

(一)联系

人际沟通与人际关系密切相关,信息的沟通程度决定了人际关系的发展程度。良好的人际沟通能力有利于建立和改善人际关系,人际沟通能力不佳往往会破坏人际关系;同时,良好的人际关系能够促进沟通，人际关系不好会增加人际沟通困难。

（二）区别

人际沟通与人际关系的研究有不同的侧重点。人际沟通重点研究的是人与人之间联系的形式和程序。人际关系重点研究的是人与人沟通过程中的心理关系。

第三节　人际沟通与交往的相关理论

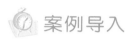 案例导入

一个新闻系的毕业生正急于找工作。一天，他到某报社对总编辑说："你们需要一个编辑吗？""不需要！""那么排字工人、校对呢？""我们现在什么空缺也没有了。""那么，你们一定需要这个东西。"说着他从公文包中拿出一块精致的小牌子，上面写着"额满，暂不雇用"。总编辑看了看牌子，微笑说："如果你愿意，可以到我们广告部工作。"这个大学生通过自己制作的牌子表达了自己的机智和乐观，给总编留下了美好的"第一印象"，为自己赢得了一份满意的工作。

问题导向

谈一谈案例中的大学生为什么能赢得招聘方总编的好感？这个案例能给我们的人际交往带来什么样的启示呢？

通过上述案例，我们可以看到"第一印象"在人际交往中的巧妙应用。人际沟通与交往不仅仅是凭经验，还需要有正确的理论做指引。

一、人际认知理论

（一）概念

人际认知是个体在交往中观察了解他人的外在特征和外显行为并形成印象，从而推测、判断其心理状态、人格特征、行为动机和意向的过程。

（二）主要内容

1. 自我认知

自我认知包括在社会实践中，对自己的生理、心理、社会活动以及对自己与周围事物的关系进行认知。

2. 对他人人际的认知

对他人人际的认知包括对他人仪表的认知、表情的认知、人格的认知、人际关系的认知、社会角色的认知等。

3. 人际环境认知

人际环境认知是指对自身交往的小环境、小空间进行有目的的观察，包括自己与他人的关系以及他人之间的关系的认知，以此判断了解自我和他人在共同生活空间群体中的整合性、选择性。

（三）人际印象

1. 特点

（1）人际印象形成的一致性：是指人们根据自己的经验和知识把直接作用于感知器官的认知对象的多种属性整合成统一整体的过程

（2）人际印象形成中"中心特质"的主导作用：在人际印象形成过程中，起主导作用的特性称为"中心特质"，往往在印象形成中起关键作用。

（3）人际印象形成的联想性：人们往往认为人的个性在一个人身上是相互联系的，因而在形成对他人印象时容易进行联想，由一个个性特点推论出其他个性特点。

（4）人际印象形成的比较性：在人际印象形成过程中，通常存在着比较心理。通过对比，以一方为参照物，与另一方对比，形成鲜明印象，并做出相关评论。

2. 人际印象形成过程中的心理效应

（1）首因效应：指第一次与对方接触时，根据对方的身体相貌及外显行为所获得的综合性与评鉴性的判断。首因效应具有一定的稳定性，因为后继信息很难使其根本改变，这种心理倾向对事物的判断有着非常显著的影响。心理学称之为前摄效应。

首因效应的启示：①建立良好的第一印象，展现自己最吸引人的品质。第一次和陌生人见面时，应穿着打扮整齐、干净，谈吐自然，举止大方。因为第一印象是人际认知的起点，它虽然并非总是正确，但却总是最鲜明、最牢固，并影响着今后交往的行为。②懂得通过现象看本质，防止可能导致的对人的认知的偏差。

（2）近因效应：随着人际交往的深入，最近的信息对认知的影响较大，因为最近获得的信息刺激强，给人留下的印象清晰，所以冲淡了过去所获得的有关印象。这也就是心理学上所阐释的后摄效应。

近因效应的启示：①认真对待每一次交往，要有好的开始，也要重视好的结尾，否则再好的"第一印象"也没有用。②看人要有全面的、分析的态度，才能得出较为客观的观点。不能因为新近的印象而把以前对一个人的印象全部推翻了，这往往容易导致对人认知的偏差。③说话的语序也会影响沟通。在集会、会议上可争取最后发言，可获取他人更多的注意，给人留下十分深刻的印象，产生巨大的反响。

（3）晕轮效应：也称"光环效应"，是指在人际交往过程中，人们常从对方所具有的某个特征泛化到其他有关的一系列特征上，从局部信息形成一个完整的印象。

晕轮效应的启示：①在交往中应避免以貌取人，要实事求是。②要尽量消除"偏见"，避免以偏概全，多角度分析取舍。③利用晕轮效应为建立自己良好形象服务。在人际交往中，一旦形成某一好的印象后，就要善于运用此点，扩大效果与影响。利用晕轮效应，能够在人际交往中起到事半功倍的效果。

（4）投射效应：是指以己度人，认为自己具有某种特性，他人也一定会有与自己相同的特性，把自己的感情、意志、特性投射到他人身上并强加于人的一种认知障碍。

投射效应的启示：①在交往中要顾及他人的感受。②在交往中遇到问题要理性分析，要学会辩证地、一分为二地对待别人和自己。"己所不欲"时"勿施于人"，"己所欲之"也要学会"慎施于人"。

（5）刻板效应与定势效应：刻板效应是人们对某一类人或事物产生的比较固定、概括而笼统的看法，是人们对同一类或一群人的共性认知。定势效应是指当认识他人时，常常会不自觉地产生一种有准备的心理状态，这种心理状态会影响对他人的认知和评价。刻板印象在人际认知过程中会产生心理定势效应，即先有刻板效应，再有定势效应，先刻板，依据它再定势效应。

刻板效应与定势效应的启示：①可简化人际认知的过程。刻板效应与定势效应的形成是人们长期以来根据现象和经验积累下来的对某一类型的人的共识，有相当合理成分，有助于对某一群体做出概括的了解，对我们认知他人有一定参考价值，大大简化了人际认知的过程，而且在一定程度上来说有其合理性。②由于刻板效应与定势效应在人际认知和印象形成过程中凭借着一种固定的模式，而不是依靠对既定事实的具体的科学分析，容易导致对人的认知偏差，不能据此作为判断他人的重要依据，对具体的个人应作具体的分析与对待。

二、人际吸引理论

（一）概念

人际吸引指个体在交往过程中主观上感受到的在感情方面相互喜欢和亲和的现象，是人际关系中的一种肯定形式。

（二）人际吸引的规律

1. 相近吸引

一般来说，生活中空间和时间经常接近的人比较容易相互吸引。当空间距离较近时，见面机会较多，逐渐熟悉，产生吸引力，彼此的心理距离就更容易拉近。而常常见面也利于彼此了解，使得双方相互喜欢。如"远亲不如近邻"，或学生在排定座位后，同座的和邻座的同学就有了更多的接触机会，因而多半能够互相吸引，成为好朋友。

2. 相似吸引

相似吸引是指交往的双方存在着诸多的相似点，如信念、价值观及人格特征的相似，兴趣、爱好等方面的相似，社会背景、地位的相似，年龄、经验的相似等，这些相似点能够缩小交往双方之间的心理距离，因此彼此之间容易相互吸引。如"同病相怜""酒逢知己千杯少"等。

3. 互补吸引

互补吸引是指双方的个性或满足需要的途径正好成为互补关系时产生的吸引力。当两个人的角色作用不同时，互补性原则起着重要作用。如婚姻中支配型男性和顺从型女性这种互补的个性，往往使双方容易相互吸引。

4. 品质吸引

如果一个人品德高尚、待人真诚、热情，就会使人产生钦佩感、敬重感和亲切感，从而产生人际吸引力。人格品质是影响吸引力的最稳定因素，也是个体吸引力最重要的因素之一。有研究结果表明，吸引朋友的良好品质有信任、忠诚、热情、支持、帮助、幽默感、宽容等多种品质。

5. 相互性吸引

相互性吸引是指人们都喜欢那些同样喜欢自己的人。因为喜欢我们的人使我们体验到了愉快的情绪。更重要的是,那些喜欢我们的人使我们受尊重的需要得到了极大的满足。如"敬人者,人恒敬之""爱人者,人恒爱之"。

6. 外貌吸引

一个人的容貌、体态、服饰、举止、风度等外貌在人际交往中的作用也是很大的。喜欢美的东西是一种自然倾向,尽管不同文化的人对美的标准的看法并不完全一致。外貌对于第一印象的形成尤其重要。尤其是在交往的初期,良好的外貌容易给人良好的第一印象,人们往往会以貌取人。良好的外貌能产生光环效应,即人们倾向于认为外貌美的人也具有其他的优秀品质,而实际上并不一定具有。

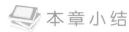

本章小结

一、本章提要

1. 沟通能力是护理人员应具备的基本技能之一。本章主要介绍了沟通的概念、要素、类型、特征、影响因素等内容。其中沟通的基本要素包括信息背景、信息发出者、信息、传递途径、信息接收者、反馈。这些要素是沟通过程中必备的条件,应重点学习掌握。其次应熟悉沟通的主要特征、形式,并能根据沟通的具体内容和所要达到的目的来恰当地选择合适的沟通方式,同时还应注意影响人际沟通的因素。

2. 本章介绍了人际关系的概念、类型、特征以及发展良好人际关系的策略等内容。其中重点掌握建立良好的人际关系的策略,并能够将其应用到生活和工作中具体的人际沟通与交往中。其次应熟悉人际关系的概念、特征等。

3. 本章介绍了人际沟通与交往的一些相关理论,包括人际认知理论、人际吸引理论。其中重点掌握人际印象形成过程中的各种心理效应,并在实际沟通与交往中能够灵活巧妙地应用。

二、本章重、难点

1. 建立良好人际关系的策略。
2. 如何将人际沟通、人际关系的理论运用到实践。

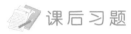 课后习题

一、名词解释

首因效应

二、填空题

1. 沟通的基本要素主要包括_____、_____、_____、_____、_____、_____。

2. 沟通的基本特征主要包括_____、_____、_____、_____、_____、_____。

三、选择题

1. "物以类聚,人以群分"的印象是(　　)

A. 首因效应 　　　　　　　　　　B. 光环效应

C. 暗示效应 　　　　　　　　　　D. 投射效应

E. 社会刻板效应

2. 下面说法不恰当的一项(　　)

A. 沟通是信息发出者→编码→信息接收者→解码→信息接收者反馈的环回过程。

B. 护患沟通是一种特定环境下的人际沟通

C. 沟通的核心功能是了解自己,了解别人

D. 沟通是信息的传递,只要有诚意,即使对方拒绝交流,也一定会接收到信息,从而达到沟通的目的

E. 没有反馈的沟通是单向沟通

3. 我国现行的外交部新闻发布会是属于(　　)

A. 上行沟通 　　　　　　　　　　B. 下行沟通

C. 平行沟通 　　　　　　　　　　D. 非正式沟通

E. 间接沟通

4. 下列哪项不属于人际关系的特点(　　)

A. 社会性 　　　　　　　　　　　B. 复杂性

C. 多重性 　　　　　　　　　　　D. 不可逆性

E. 目的性

四、问答题

建立良好的人际关系的策略有哪些?

(李红梅)

第三章 日常沟通与交往

 学习目标

1. 掌握护理工作中的语言沟通和非语言沟通技巧的应用,护理人员应具备的语言修养。
2. 熟悉语言沟通的概念、分类和作用,非语言沟通的概念、特点和作用。
3. 了解人际交往礼仪的种类、意义,非语言沟通对护理工作的意义。

第一节 语言沟通

 案例导入

王某,男,67 岁,高血压病史 15 年,虽然已经住院 1 周,但血压仍控制不住。这天护士小王在与患者沟通时发现他特别喜欢吃重口味的食物,如腌制食品,摄盐太多,这很可能是引发患者高血压的主要因素。护士小王对患者说:"高血压患者不能吃太咸的食物,您必须停止吃一切腌制食物,吃其他菜时也必须口味清淡,否则您的血压将无法控制。"患者生气地说:"我已经这样吃几十年了,你突然都不让我吃了,那我吃啥呀? 干脆饿死算了,病也不用治了。"

问题导向

护士小王工作很负责,积极地帮助患者寻找血压持续不降的原因,她说的话也很有道理,但她好像在下命令,无意间把自己摆在了控制者的位置。患者听着很不舒服,所以并不领情,而且还会影响后期的护患关系。护士小王与患者沟通时哪些言行不合适? 应该运用哪些沟通技巧说服患者心甘情愿地接受她的建议呢?

从上述案例中,我们可以看出良好的语言沟通是建立和谐护患关系的重要工具。护患交往过程中,语言沟通不仅影响良好的护患关系的建立,而且还会影响正常医疗护理工作的进行及患者的康复。什么是语言沟通呢? 语言沟通有哪些作用呢? 在护理工作中,护理人员应该具备哪些语言修养呢?

一、语言沟通的概述

(一)语言沟通定义

语言沟通是人际沟通的一种主要形式,是沟通者出于某种需要,以有声语言或书面语言为沟通手段进行信息交流的社会活动。人们应用语言进行思想交流,在认知和改造世界的过程中协调相互之间的行为,取得最佳的效果。

(二)语言沟通的分类

语言作为人际沟通的工具,是人类社会的产物,人类在征服自然和改造自然的过程中为了协调人与人之间的生产行为渐渐地产生了口头语言沟通。随着社会的发展和进步,出现了书面语言沟通,提高了人与人之间的沟通效果。语言沟通可分为口头语言(交谈、访问、电话、电视、报告、会议等)沟通和书面语言(书信、报纸、网络、书籍等)沟通两种形式。

1. 口头语言沟通

口头语言沟通包括日常口语、正式口语和典雅口语三种形式。

日常口语:主要用于人们日常会话,其特点是诙谐风趣、通俗易懂。

正式口语:也就是普通话,是护理人员与患者沟通时最常用的方式,以句式和口语词汇为主,具有严谨规范、广泛应用和通俗准确的特点。

典雅口语:主要用于正式场合,其特点是与书面语言相似,凝练且富有文采,如访谈、正式招待会、演讲或大会上的发言等。

口头语言沟通也可称作交谈,是应用有声的自然语言符号系统,通过口述和听觉来实现的。因其快捷、简便,是社会交际中使用频率最高的交际形式,同时也推动了书面语言的产生和发展。良好的口头语言沟通能帮助人们获取信息、增加知识、解决问题、促进发展和达到目的,也能帮助人们消除误会、冰释前嫌、增进友谊和协调关系。因此,护理人员掌握了交谈技巧,则有利于建立和谐有效的护患关系。

(1)口头语言沟通的优点:①传递空间广。口头语言沟通能够在少至两个人,多至数千乃至上万人之间同时进行,如访谈、会议、报告、电视等。②传递速度快。口头语言沟通可将信息直接传递给对方,比书面语言的传递速度快。③传递效果好。一般情况下口头语言沟通多为面对面的沟通,沟通主体在运用口头语言表达信息内容的同时,能够借助非语言沟通技巧如手势、声音、表情、目光、姿态等肢体语言强化传递的信息内容,改善信息交流的质量。④反馈快。口头语言沟通是一种直接的沟通方式,信息接收者可直接对信息发出者发出的信息做出反应,表示赞同或反对,即信息发出者能够及时得到信息反馈,随时调整沟通的内容和方式,增进沟通效果。

(2)口头语言沟通的缺点:虽然口头语言沟通是日常交往中使用最广泛的沟通方式,但这种沟通方式也有很多局限性,影响沟通质量。①口头语言沟通易受外界环境干扰。环境的嘈杂、空旷的空间、人数过多、扩音设备效果不良等因素都会影响信息的传递。②沟通时信息易被曲解。因口头语言沟通时信息仅仅依靠声音输出,信息接收者可能会漏听、误听而使信息接收不完整、理解不准确,甚至产生误解。③口头语言沟通的信息保留时间短。沟通结束后信息难以再现,只能依靠记忆来保留信息。④信息表达容易偏移。口头语言沟通时由于沟通主体组织语言有误、受沟通现场其他人的影响或沟通对象不配合等因素,传递的信息容易出现偏移。

2. 书面语言沟通

书面语言沟通是以书面语言为媒介进行的信息传递与交流,是在口头语言的基础上产生,并进一步发展和提高。将有声语言从“可听性”向“可视性”延伸和扩展,是以文字形式标注的有声语言。书面语言沟通是人际沟通中较为正式的表现形式,有助于弥补口头语言沟通的不足。

(1)书面语言沟通的优点:①沟通范围扩大。书面语言沟通突破了人类交际活动中时间和空间条件的限制,不需要直接接触也可以实现人际信息交流,扩大了信息的交流范围。②信息准确。书面语言沟通时,沟通主体需要通过深思熟虑组织语言,有充分时间推敲信息真伪,书面语言一旦形成信息从输入到输出不走样,因此能够保证信息的准确性和权威性。③信息可以长期保存。书面语言传递的信息能够作为资料和档案长期保存,不易失真,甚至具有法律效力。

(2)书面语言沟通的局限性:书面语言沟通时,对信息的发出者和接收者的语言文字修养水平都提出了很高的要求,这直接决定着沟通的效果。与口头语言沟通相比,书面语言的局限性在于其传递信息不够及时、简便,接收者对信息的接收与反馈也较慢,尤其对于文化程度较低的接收者,沟通效果不佳。

(三)语言沟通的作用

1. 获得信息

这是语言沟通最主要的作用,通过语言沟通,可以广泛、直接、迅速地收集、传递和交换信息。如在护理工作中,对患者病史资料的收集、患者对医疗护理的需求以及健康宣教等,都需要通过语言沟通实现。

2. 调整心情

通过语言沟通人们可表达情感,宣泄内心的紧张情绪,释放压力,得到他人的理解和支持,获得精神上的安慰,从而保持健康的心理状态。

3. 协调人际关系

语言沟通可使沟通双方增进了解,加深感情,改善人际关系。

4. 参与社会活动

对于沟通主体来说,沟通是为了实现某种目的而进行的。无论是经济发达还是落后的社会,都离不开语言这个交际工具。语言是联系社会成员的桥梁和纽带,良好的语言沟通可以帮助人们从事社会活动,强化社会意识,加强社会联系,有利于个人事业的成功和发展。

5. 促进人的发展

语言是人类区别于动物的重要特征,是组成人类社会必不可少的重要因素之一。没有语言人类就无法交际,人与人之间的联系就会中断。语言沟通可以促进人的智力的发展,培养思想道德,是个体人生发展各阶段必备的基本能力和素质。护理人员在工作中与患者、家属或医院其他工作人员的沟通时间大约占整个工作时间的70%,护理人员不仅要具备扎实的专业知识和娴熟的操作技能,还要掌握人际沟通的各种技巧,提高自身的综合素质。所以,语言沟通具有促进人的发展的作用。

二、护理人员应具备的语言修养

(一)一般语言修养

护理人员语言修养是护理人员思想境界和道德修养等综合素质的外在表现。运用良好的语言沟通技巧与患者沟通,取得不同年龄、性格、种族、文化程度的患者的信任,使患者能够主动配合医疗护理工作,争取早日康复,这种沟通能力是每一位护理人员应该具备的,并且需要不断提高的。

1. 准确性

护理人员在与患者沟通时,要做到发音清晰、用词要准确,防止患者曲解,影响护理质量。

2. 礼貌性

护理人员每天要与不同的患者及家属交往,不论男女老幼、贫富贵贱,在人格上都是平等的,都需要得到尊重。护理人员语言的礼貌性就显得更加重要,通过得体的礼貌用语让患者及家属感受到来自于护理人员的尊重。

3. 真诚性

真诚的感情基础是爱心,当患者从护理人员的语言中感受到真诚,心理障碍就会消除,信任便会产生。

4. 丰富性

在日常工作中,护理人员除了做好自己的常规护理工作外,还应该注意提高自己的语言运用能力。与患者沟通时言简意赅,目的鲜明突出,及时随机应变,能够控制好沟通进展。

(二)专业性语言修养

1. 科学性

护理人员与患者沟通时要以科学为基础,以审慎的态度来面对工作中遇到的问题。既不能夸大也不能降低疾病的利害关系和严重程度,结合患者病情讲清楚护理问题是什么,如何解决,有哪些注意事项,患者应该如何配合,有理有据使患者信服。

2. 情感性

语言的表达如果没有情感会变得非常苍白无力,语言是有感染力的。护理人员与患者语言沟通时不仅要求语言文雅,还要做到态度谦和,声音柔和,积极倾听,让患者感受到护理人员的关怀、尊重和体贴,语言沟通的效果会大大地加强。

3. 治疗性

语言不仅可以传递信息,还能刺激人的神经中枢系统,具有暗示和治疗作用,从而对患者的病情产生影响。若护理人员的语言和蔼可亲,满含着真挚和体贴,对患者是良性的刺激,会起到辅助治疗、促进康复的作用。如果护理人员不注意患者的感受,态度冷漠,无意间说出伤害患者的话,如:"这个破吸痰机早就该换了!""你的血管太滑,不好扎针!"很可能会造成扰乱患者情绪、加重病情的后果。可见,护理人员的语言是一把双刃剑,可以"治病"也可以"致病"。

4. 规范性

护理人员语言的规范性主要包括词语选择要通俗易懂、语音要纯正、吐字要清楚、语法要规范、语调要适当、语速要适宜。

护理人员在与患者交谈时尽量口语化,禁止使用医学术语;讲普通话,吐字清晰,词义准确,简洁而精炼,以减少交流中的困难;根据患者的年龄、病情、性格确定交谈时语调的强弱、表情、快慢、高低和轻重,同样一句话"您确定胃是烧灼样痛吗?",用升调时传递的是护理人员对患者的关心,担心患者的表达不准确;如用降调则会让患者感到被怀疑、责怪或呵斥,可能引发不必要的误会。

5. 原则性

护理人员与患者沟通的内容和方式要掌握一定的原则。对敏感的交谈话题进行周密思考,尽最大努力避免因考虑不周全而伤害交谈对象;无论患者地位高低、贫富与否,遵守一视同仁的原则;以患者为中心,尊重患者,坚持以真诚友好的原则对待每一位患者;同时也要做到因人而异,既坦诚又谨慎,灵活运用,既要做到患者知情同意又要适当地为患者保守秘密;当向患者传递坏消息时,护理人员要运用好语言的力量,使用委婉的语言来提高听者的承受能力,做好心理暗示,帮助患者建立起战胜疾病的信心和勇气,保持积极的心态。

三、护理工作中的语言沟通技巧

(一) 开场技巧

俗话说:"万事开头难。"交谈的开场技巧非常重要。首先要态度和蔼,面带微笑,注意自己的面部表情和说话的语音语调,让患者感受到你的真诚,消除陌生感,取得患者的信任,对方愿意将自己暴露给你。然后是关切的询问或赞美对方,为沟通营造和谐的氛围。以下是常见的几种开场方式。

1. 问候式

如:"今天您感觉怎么样?""您的手术部位还痛吗?"

2. 自我介绍式

如:"您好! 我是您的责任护士王晓红,您手术后我一直都在关注您的病情,您现在恢复得很好,术后的危险期已经基本度过,估计再有两周您就可以出院了。"

3. 赞美式

主要用于老人或小孩,如:"王阿姨,您今天的气色可真好!""小军,你可真是个小小男子汉!"

4. 言他式

如:"您看昨晚的足球赛了吗?""家里人又给您送好吃的了? 他们待您可真好,咱争取早点出院,回家团聚。"

5. 关心式

如:"您哪儿不舒服,我给您量个体温吧?"

(二) 倾听

护理人员在与患者沟通时首先要学会倾听,倾听是指全神贯注地接收和感受对方在交谈时所发出的全部信息(包括语言的和非语言的),并对此做出反应的过程。一位音乐家曾说过:"上帝赋予人类两只眼睛,两只耳朵,一张嘴,就是让人类多见多闻少说。"倾听是一门艺术,是一种修养。当护理人员认真地倾听患者诉说时使用无声的语言告诉他"我很关注你所说的内容,有什么心里话你都说出来吧!"这会让患者感受到自己受到了护理人员的尊重,获得了解决问题的希望。所以,学会倾听对护理工作会产生重要的影响。

倾听并不是只听对方所说的词句,不同于我们平时所说的"听"或"听见",还应注意其说话的音调、语气、用词、表情、目光、体态等非语言性行为所传递的信息。做一名有效的倾听者应该注意以下几点。

1. 倾听前的准备

首先要有足够的耐心倾听对方的诉说,倾听前评估所需的时间,安排好自己的其他工作,选择安静的环境,避免倾听过程中手机等噪音干扰,禁忌边倾听边看表。

2. 倾听者的神态

与对方保持合适的距离,一般大约 1~2m,站姿或坐姿均可,但要舒适而放松,上半身稍向前倾,目光柔和,注视对方,适时地点头或以"嗯"回应,让对方感受到你一直在很认真地听,当对方说到伤心处时,可以触摸对方的手臂、握住他的手或递上毛巾。

3. 听出"弦外之音"

注意透过对方话语的表面意思听出他的真情流露,才能从容自如地随着对方的话题继续深入。例如护理人员对患者说:"您儿子可真孝顺,每天都来看您!"患者却说:"来看我有什么用……"患者表面上在抱怨,实际上是希望得到别人的帮助尽快摆脱困境,回归到未生病的状态。

4. 重复重点内容

简明扼要地复述患者的主要观点,防止出现理解偏差,如果已经捕捉到患者故意回避的地方也要复述出来,对方会感受到护理人员真的在听他的诉说,增强信任感。

5. 不要急于下结论

在倾听的过程中不要轻易地下结论,让对方充分诉说,同时注意观察其非语言行为,有时非语言行为才能反映出对方的真实想法。全面了解倾诉者的本意后稍作停顿,留出时间让对方调整自己的情绪再做评论。

(三)提问技巧

护理人员在与患者语言沟通时常常通过提出问题的方式获得大量信息,提问一般分为封闭式提问和开放式提问两种。

1. 封闭式提问

封闭式提问是一种将患者的回答限制在特定的范围之内的提问方式。患者的答案只能为"是""否""不是""能""不能""好"等。如:"您昨天晚上休息得好吗?""您觉得今天能下床活动一下吗?"封闭式提问适用于收集患者的病史或其他诊断信息,优点是通俗易懂,节省时间,护理人员能迅速地获得有价值的资料;缺点是护理人员占主导地位,患者处于被动地位,回答问题缺乏自主性,护理人员很难获得除了提出的问题之外的其他信息。

2. 开放式提问

开放式提问的问题范围较广,不限制患者的回答,可引导其开阔思路,鼓励其说出自己的看法、意见、观点和感受,主要是精神或心理方面的信息。如:"换了胃药,您这几天的感觉怎么样啊?""关于如何测血糖,您有什么事情需要我们帮忙吗?"这种提问方式的优点是护理人员可以更多地了解患者的内心感受,根据患者的实际情况及时调整护理措施,患者有更多的主动权,可以发挥自己的主观能动性,参与到护理活动中,增强对自己疾病的了解,提高护理质量。缺点是患者回答问题的速度明显低于封闭式提问,耗费时间。

（四）阐释技巧

阐释一般应用于治疗性交谈中，是医护人员以患者的陈述为依据，提出新的看法或解释，以帮助患者更好地面对或处理自己问题的一种交谈技巧。如护理人员从患者对去世的妻子的思念中看出患者很爱自己的妻子，他的妻子漂亮又贤惠，因而概括出患者过去"家庭非常幸福"，又从患者悲伤的语言中听出了患者的孤独和沮丧，从而提出"患者不接受妻子已经离世的事实"的新观点，这些新观点患者会欣然接受，觉得护士说出了自己想说而没有说出的话，增强了患者对护士的信任，有利于获得高质量的护理效果。

（五）共情技巧

共情又称同理心，指能够体会他人的情绪和想法，理解他人的立场和感受，并站在他人的角度去思考和应对。如患者住院后心情不好，沮丧，因为很小的事情就会痛苦，如果护理人员能够表示："您的心情可以理解，如果换作是我也会悲痛哭泣的……"这种感情的共鸣使患者感到很亲切，愿意将自己的内心感受分享给护理人员，积极配合护理人员工作。

（六）沉默技巧

沉默是指交谈时倾听者对讲话者的沟通在一定时间内不做语言回应的一种交谈技巧，有助于倾诉者宣泄自己的感情，获得满足，倾听者如何反馈做好准备。沉默既可以表达默认、关注、赞美和同情，又可以表达委婉的抵抗和拒绝。恰当地运用沉默技巧会获得意想不到的治疗效果，但要用于合适的时机和恰当的场合。在护患交谈中，医护人员也可以运用沉默并配合眼神、触摸和点头等非语言沟通手段鼓励患者倾诉，促进护患交谈。

（七）结束技巧

在语言交流中如何结束交谈也是一种艺术。当交谈已达到预期目标时，交谈双方正情绪高涨，护理人员应自然地将谈话逐渐引向终点，抓住时机，适时结束，这种结束方式被称为"水到渠成式结束"。

谈话者要善于把握时机，及时结束谈话。如护理人员在与患者交谈时，患者朋友来探望，护理人员应及时抓住时机结束交谈。否则患者会很尴尬，无法专注于招待朋友，这时及时地结束交谈是必要的。另外，交谈过程中要注意观察对方的表情，如果对方东张西望、心神不定、神态游离，提示应该结束交谈了。

结束交谈时为突出交谈主旨，交谈的发起方可以用简短的语言复述谈话内容或谈一下交谈的体会，同时关切地询问患者："是否还有其他事情需要帮助？"患者对此次沟通会非常满意，深情地望着护理人员离开的背影。

第二节　非语言沟通

案例导入

患者王某，男，3岁，因高烧不退于下午 5 点 30 分来院就诊，诊断为支原体肺炎。当父母带其到输液中心输液时,看见护士正在配药,她穿着稍有泛黄的白大衣,大衣上有几处碘伏和血的污渍,而且白大衣皱巴巴的。王某的妈妈对丈夫说:"咱儿子这么胖,针一定不会好扎,这个护士好像不能一针就扎成功,孩子这么小又是第一次输液,咱们还是去市中心的大医院吧!"王某的爸爸点点头说:"好吧,我也担心这个护士给孩子消毒时会不会不彻底?万一感染了怎么办?"

问题导向

案例中的护理人员因为着装不得体导致患者家属怀疑她的操作技术,宁愿带着发高烧的孩子去远一些的医院也不想让这位护士给输液。非语言沟通对护理人员的工作会产生哪些重要影响呢?护理人员应该运用好哪些非语言沟通技巧呢?

从上述案例中,我们看到了护理工作中非语言沟通的重要性,非语言沟通传递的信息不一定是准确的,但它往往是发自内心的,可能比语言沟通更具有可信性。什么是非语言沟通呢?有哪些特点呢?

一、非语言沟通的概述

美国心理学家梅拉比安曾说过:"人类在交往中获得的全部信息7%来源于语言,38%来源于语音,剩余的55%来源于非语言信息。"可以看出,非语言沟通是人类社会沟通中的重要手段之一。

(一)非语言沟通的概念

非语言沟通是指运用除语言信号以外的其他一切信号为载体所进行的信息传递。许多不能用语言来形容和表达的思想、情感和情绪,都可以通过非语言沟通形式来表达。例如仪表、表情、姿势、人体触摸、空间距离等都是非语言信号,都可以负载一定信息而成为人际沟通的手段(载体)。非语言沟通所传递的信息不一定是最准确的,但可能比语言沟通更具有真实性,所以可对语言沟通起到加强、补充、验证等作用。

在护理工作中,非语言沟通具有非常重要的地位,因为患者有时在特殊的情况下无法进行语言沟通,非语言沟通是获得信息的唯一方式。护理人员要善于观察和理解患者的非语言行为反应,掌握非语言沟通的技巧,适时地应用各种非语言方式与患者沟通,及时地满足患者的各种需求。

(二)非语言沟通的特点

1. 真实性

非语言行为往往发自内心,很难掩饰。在日常生活中,人们的交谈总是伴随着下意识的、不自主的表情、动作的变化,因为当个体受到外界的刺激后,会不受控制地通过神经反应而引起相应的体态表现,所以非语言沟通能够表露、传递信息的真实含义,护理人员可以通过患者的非语言行为获得有价值的病情资料。

2. 持续性

在一个互动的环境中,语言沟通从声音由口而出时或下笔行文时开始,至声音停止或行文结束止。但沟通双方只要开始进行沟通,非语言沟通自始至终都在自觉或不自觉地传递着信息,沟通双方从彼此在对方的感觉范围内开始,他们的穿着打扮、面部表情和行为举止等就显示出了相关信息。在日常生活中,我们也可以感觉到语言沟通是间断的,而非语言沟通则是个连续的过程。

3. 共同性

非语言行为可以跨越民族、种族、性别和年龄,在多元化的人际沟通中表达同一种感情,所以说"微笑无国界"。如高兴时哈哈大笑,伤心痛苦时泪流满面……所以非语言沟通是不同生活环境和文化背景的人们共同的交际手段。

4. 广泛性

非语言沟通是与生俱来的、每个人都具有的能力,其使用范围、频率极其广泛。即使是刚出生几个月的婴儿也会观察别人表情,并具有对其做出恰当反应的能力。所以在语言差异很大的情景中也可以通过非语言符号了解对方的意图和感受,实现有效沟通。

(三)非语言沟通的作用

1. 表达情感

非语言行为经常成为个体真实感情的直接表露,人们的喜怒哀乐都可以通过体态语言等形象地显示出来。非语言沟通的首要功能是情感和情绪的表现,护理人员、患者和家属的眼神、表情和动作等非语言符号表达其内心状态。如手术室外不停地踱来踱去的家属表达了对正在做手术的亲人的担忧;孩子生病,家长坐在床旁,关切地注视着孩子,表达了紧张和焦虑;护理人员紧握待产孕妇的手表示安慰等。

2. 验证信息

人们在进行语言沟通时,常常会有词难尽意或词不达意的时候,非语言行为可以弥补这个缺陷,或对沟通的内容加以强调,使自己的想法得到更完善更充分的表达。在护理工作中,语言信息不明确或与内心想法不一致时,护理人员往往通过观察患者的非语言行为来验证或确认对方的确切信息。如果一个疑似癌症的患者在等待检查结果时说:"我不着急,一点儿也不担心!"但患者却坐立不安,反复询问护士何时出结果,动作、表情明显地表现出焦虑和烦躁不安;同样,当患者不知道自己疾病的严重程度、治疗方案是否得当时,也会通过观察护理人员的非语言行为获取信息。当非语言信息验证了语言信息时,会促进沟通有效地进行。

3. 调节互动

非语言沟通具有调节沟通各方信息、传递互动方式的作用。当护理人员与患者或家属沟通时,有时需要通过非语言行为的暗示传递不方便直接表达的信息。表示调节互动的非语言信号主要有点头、摇头、坐立不安、注视、皱眉、东张西望、频繁看表、降低声音、改变体位、靠近或远离对方等。这些非语言信号从不同侧面调节信息的交流,帮助交谈者控制沟通的进行。例如护理人员在与患者谈论病情时,若患者不时地微笑、点头,则表示患者很高兴与护理人员沟通,护理人员会继续说下去;但如果患者多次看表,不时地向窗外望去,护理人员就应该及时地结束谈话。

4. 显示关系

一条信息是由它的内容含义(说什么)和关系含义(怎么说)相结合而显示的。内容含义的展现多用语言沟通,关系含义的展现则较多地依靠非语言符号。如拍摄毕业照时,老师坐在中间,学生站在老师的周围;婚礼上会把贵宾席标注出来,很容易从宴席上看出哪些是重要人物;护理人员靠近患者、坐着进行交谈显示了双方比较平等的关系等。这种非语言信号显示着人际沟通中不同身份、地位的关系。可见,非语言沟通在维系良好的人际关系中起着不可低估的作用。

二、非语言沟通技巧在护理工作中的应用

（一）仪表

仪表指人的外表,包括头面部仪容和服饰。

1. 头面仪容

护理人员在与患者接触时应保持整洁端庄的头面仪容,做到清洁卫生、大方得体、端庄秀丽,不佩戴饰物,不化浓妆,淡妆上岗。发型以简洁、利落为美,头发前不过眉,后不过衣领,整洁简约,展示护理人员职业的整体素质和美感。具体要求如下。

（1）普通病房和门诊护士的发型要求:普通病房和门诊的护士要佩戴护士燕尾帽。

佩戴燕尾帽要求:①长发者应将头发梳成马尾或拧成麻花状头发盘于枕后。然后用发卡或头花固定,盘起后头发前不过眉,后不过衣领,也可直接戴网套。②短发者应将头发自然后梳,两鬓头发放于耳后,不可披散于面颊,需要时可用小发卡固定。头发长度不能超过耳下3 cm,否则应挽起或用网套兜住。③戴燕尾帽要正、稳,距离前额发际4～5 cm,燕尾帽要注意清洁、平整无皱褶,用发卡(白色)固定于帽子后边,发卡不得显露于帽的正面,前额头发不能高于燕尾帽。④头发可染成黑色或近黑色,严禁染成鲜艳的色彩。

（2）手术室、传染科护士的发型要求:在手术室、传染科工作的护士,要佩戴圆筒帽,目的是为了无菌技术操作和保护性隔离的需要。

戴圆筒帽要求:①在佩戴圆筒帽前,头发应全部放在圆筒帽内,前达眉睫,后遮发际。缝封要置于脑后,边缘平整。②短发可直接佩戴圆筒帽;长发可用小发卡或网套盘起后再佩戴,这样可以确保头发不从圆筒帽中滑脱到外面,影响无菌技术操作和隔离防护。

2. 服饰

护士得体、规范的着装,不仅能体现护理人员良好的仪表和气质,同时也能展现良好的职业形象。

（1）护士帽的戴法(见本节"头面仪容")。

（2）口罩:分为一次性口罩、普通脱脂纱布口罩、医用防护口罩等。①口罩必须戴正,口罩上沿在鼻梁上并且将口完全盖住,四周不能留有空隙。不能单耳悬挂口罩或将口罩挂于胸前。②摘下口罩后将口罩清洁的一面向内折好,放在干净的口袋中备用或者将清洁面向外折好,放垃圾袋中统一处理。③口罩每天清洗消毒更换。接触 SARS 患者,用 12～16 层的口罩,且4 小时更换一次,在使用中如果口罩被污染或受潮湿都要立即更换。

（3）护士服:①服装要整洁,平整,无污渍、血渍。衣扣要全部扣好,不能用胶布或别针等代替缺损的衣扣。②衣兜内禁忌塞过多物品,上衣兜允许佩戴胸卡或者怀表。③内衣不能外露,领子不能高于护士服领子。以衣长刚好过膝,裙子不能长于护士服,袖长至腕部为宜,袖扣

扣齐使内衣袖口不外露。

（4）袜子、鞋：工作时应穿样式简洁大方、低跟或小坡跟、软底防滑、大小合适的护士鞋，颜色最好选白色或乳白色，或者与整体护士服颜色相协调。

根据不同的季节，选择不同的袜子。无论下身配穿工作裤或工作裙，袜子均以肉色为宜，以与白色护士鞋相协调。女护士穿裙式护士服时，要选择肉色连裤长袜，但是长袜口一定不能露在裙摆外。无论男、女护士，均不可赤脚穿鞋。

（二）面部表情

1. 目光

"眼睛是心灵的窗户"，在日常人际交往中借助眼神所传递的信息叫作眼语；眼语由注视时间、注视角度、注视部位、注视方式及目光变化五个方面组成。

（1）注视时间：交谈过程中双方要有目光的交流，以示对对方的尊重。当沟通双方注视对方的时间超过全部相处时间的 2/3 以上时，表示敌意或兴趣；占全部相处时间的 2/3 左右，表示重视；占全部相处时间的 1/3 ~ 2/3，表示对对方友好；若不到相处全部时间的 1/3，表示轻视、不感兴趣或瞧不起对方。

（2）注视角度：不同的注视角度能够体现出沟通双方的远近亲疏关系。平视又叫作正视，一般在普通场合与身份、地位平等的人进行交往时使用；侧视是平视的一种特殊情况，是一种失礼和缺乏敬意的注视方式；仰视表示尊重、敬畏之意，适用于晚辈对尊长；俯视可以表示对晚辈的宽容和怜爱，也可以表示对他人的轻蔑和歧视。

（3）注视部位：在一般社交场合下，当与他人相处时不宜注视对方头顶、大腿与脚部，或从不注视对方即"目中无人"；异性之间通常不应注视对方肩部以下，尤其胸部、裆部和腿部。护理人员与患者交往过程中，目光注视的部位取决于双方的距离和工作内容。注视双眼一般用于护理人员向患者征求意见、问候对方等情景，注视的时间不宜过长，以免尴尬；当护理人员接待患者或与患者长时间交谈时可将对方的面部作为注视区域；护患双方远距离接触时，可以注视全身；在护理人员操作过程中，如导尿、肌肉注射等，此时注视局部不属于失礼的行为。

（4）注视方式：常见的注视方式有正视、凝视、盯视、虚视、扫视、睨视、眯视、环视、他视等。不同的注视方式表达交流双方对待此次交流和交流对象的态度，重视和尊重程度。护理人员在与患者和家属交谈时，禁止使用扫视、斜视、窥视等注视方式，这些方式表示轻浮或鄙夷，让人感到不被尊重。护理人员在公众场合谈话时应将正视和环视结合起来，使在场的每一个人都感到被重视，有利于创造友好、和谐的气氛。

（5）注视的变化：在人际交往中，当个体的注意力或情绪变化时，其眼神、目光和视线也发生变化。眼睛周围的肌肉随着内心情绪发生变化，如双眼睁圆，表示不满或疑惑；双眼瞪大，则表示惊愕或愤怒；眼皮眨动过快表示思维活跃，过慢则表示轻蔑或厌恶。眼球反复转动表示在想主意；如果悄然挤动，则表示向他人暗示。交谈时双方进行视线交流，表示真诚和尊敬对方。

2. 微笑

微笑是全世界通用的最自然、最真诚、最友善的非语言表达方式，也是一种基本的职业修养。微笑可以传递友好、增进友谊、调节情绪和促进健康。护理人员的微笑对患者的安抚作用可能胜过药物，给患者以温暖、亲切、鼓励和力量，减轻其焦虑，有利于解除患者的戒备心理，获得患者的信任与好感,建立良好的护患关系。但护理人员的微笑要表里如一,与具体环境、场合相适宜,否则会引起患者的反感;护理人员不能以貌取人,要一视同仁,微笑对待每一位患者;还要学会忍耐,学会控制自己内心的情绪,心态平和,不要将生活中的不良情绪带到工作中去,防止患者因受护理人员不良情绪的刺激而导致病情加重。

（三）身姿

1. 站姿

站姿是人们在站立时所呈现的姿态,是人们日常生活交往中最基本、最常用的体态语言。男士要求"站如松",刚毅、稳健而洒脱;女士则应亭亭玉立,优美而端庄。站姿的基本要求:头端正,肩平,双目平视,目光柔和,面带微笑,面容表情平和而自然;身体正直,挺胸,收腹,立腰;双臂自然下垂于身体两侧,两腿并拢,两膝并严,两脚跟相靠,身体重心落于两脚正中。在基本站姿的基础上,男士常用分腿站姿,即双脚平行,大致与肩同宽,两臂自然下垂或右手握住左手腕放于腹前或背后;女士常用"扇形"站姿或"丁"字步站姿,前者是两脚跟相靠,脚尖分开45°~60°角,两手四指并拢,拇指分开,相握放于腹前。后者是在"扇形"站姿的基础上向前移动任意一只脚,并将脚跟靠近另一只脚的脚弓,使其呈锐角,将身体的重心落在后面那只脚的脚跟。

2. 坐姿

坐姿是日常生活交往中应用较多的姿势之一。入座和离座应遵循"左进左出"的原则,入座时礼让尊长,平辈或亲友之间可同时入座,禁忌抢座。坐前先在椅子前面站稳,用右小腿确认一下与座椅间的距离,整理好衣摆或裙摆顺势坐下。入座后,一般只坐椅子的前 1/2 ~ 2/3,入座无声,身体保持正直,头端正,肩平,挺胸,收腹,面带微笑,目光柔和,以表示对对方的敬意。离座前先点头示意对方,然后起身离开。

3. 蹲姿

蹲姿是指人下蹲的姿势,多用于拾捡物品、帮助别人或照顾自己时。在站姿的基础上,下蹲时右脚在前,左脚在后,两腿靠紧向下蹲。上半身保持正直,不可弯腰驼背,右脚全脚着地,小腿基本垂直于地面,左脚脚跟提起,脚掌着地。左膝低于右膝,左膝内侧靠于右小腿内侧,形成右膝高左膝低的姿态,臀部向下,基本上以左腿支撑身体。

4. 走姿

走姿是人在行走过程中的姿势。行走过程中要做到:轻松、优美、匀速、挺胸、抬头、收腹,同时注意自己的表情,目光柔和,面带微笑;两臂自然前后摆动,摆动的幅度在 30°~40°,两腿有节奏地向前交替迈出,走出的轨迹大致在一条等宽的直线上,不慌不忙,稳健大方。

5. 手姿

手势是体态语言的重要组成部分,在日常交往中为了获得良好的沟通效果,应该适当地应用手势,但禁忌过多、过大、过频,它可以反映出一个人的修养和性格。

（1）鼓掌:鼓掌时,左手掌心向上,右手掌心向下,四指并拢有节奏地拍击左手掌中部,节奏平稳,规律一致,时间控制在 5~8 秒钟。

（2）持物:根据具体情况一手持物或双手持物,四指并拢,拇指分开,动作自然、不翘无名指和小指。

（3）递接物品：取物或接物时应起立，上半身稍向前倾，缓而稳，双手或右手主动上前接好物品；当递交有正反面、文字、图案的物品要正面向上朝向对方；传递笔和剪刀等带尖、带刃或易于伤人的物品时应将尖、刃等朝向自己或其他处，不可朝向对方。

6. 端治疗盘

基本要求是双手拇指握在治疗盘两侧，手掌托住治疗盘，拇指不可伸入盘内。治疗盘面与护理人员身体垂直，边缘距身体一拳的距离，端盘高度适宜，置于胸腹前，两臂自然下垂，肘关节靠近腰部，避免发出声响，平稳前行。

7. 推治疗车

推治疗车的基本要求要抬头、挺胸、收腹、上身保持正直、臀部内收；双手扶住治疗车的把手，手臂伸直，不可翘手指，身体与治疗车保持一定距离，将治疗车有抽屉的一侧置于护理人员的右手边，便于取物。推治疗车行走时，步履轻盈、速度适中，避免发出声响，目视前方。

8. 持病历夹

持病历夹行走时抬头、挺胸、收腹，将左手握住病历夹一侧边缘的中部，病历夹抵在护士左腋中线的腰段处，病历夹与护士身体成锐角。站立时护理人员手持病历夹的上端中部，将病历夹放于左前臂，与躯干成锐角，用左侧手掌托起病历夹以便于翻阅。病历夹用后，及时放回病历车中。

（四）触摸

触摸是日常生活中应用比较广泛的非语言符号，表达关心、安慰和鼓励等情感信息。老人一般触摸孩子的脸，同性之间可以抚摸手或手臂，异性之间较少触摸或触摸肩膀。触摸有时可能会产生负性作用，它受到性别、年龄、社会文化背景、文化程度、触摸的形式、双方的关系等东西方不同文化、风俗习惯的影响。有时不同的人对触摸有不同的反应，护士作为触摸者与接受触摸的患者之间对触摸的理解可能也会不一致。因此，护理人员在如何运用触摸、何时运用触摸应小心谨慎。

1. 根据不同的情景采用不同的触摸方式

只有采取与环境场合相一致的触摸，才能得到积极的结果。如妻子被告知丈夫在工作时突然晕倒，医护人员正在尽力抢救，妻子焦急地等在手术室门口时，护士紧握家属的双手，或将手放在她的手臂上，家属会感受到护理人员真诚的安慰，心情逐渐平稳下来；如果当患者因疾病的折磨心情不好发脾气时，护士前去抚摸他，患者会很反感。

2. 根据沟通对象的特点采用不同的触摸方式

在我国的传统习惯中，女性与女性之间使用抚摸较多，女护士与女患者之间沟通时伴随轻轻抚摸可以表示关切和亲密，拉近护患关系，效果很好。但异性间触摸会产生相反的效果，尤其对于年龄相仿的异性患者抚摸时应持慎重态度，以免引起反感。年轻女护士与老年异性患者沟通时可以握手，触摸老人的手臂或肩膀，使患者获得关注感和舒适感。幼小患者可以触摸头面部，传递护士对他的喜爱、关心，消除紧张，但医院环境中病原微生物较多，小孩儿抵抗力较弱，为防止交叉感染，要根据情景适当应用。

3. 根据沟通双方关系的程度采用不同的触摸方式

初次见面时表示热情、友好，可以礼节性地握手。只有当交往双方的关系达到一定程度后才会发自内心地采用身体接触的方式传递感情,如双手紧握、抚摸额头、拥抱等。医院护理工作中患者的流动性很大,护理人员在表达自己的真情,热情地对待患者时一定要注意观察对方的反应,如效果不佳马上调整,同时结合语言沟通弥补或纠正。

4. 根据文化背景

在多元文化背景下,运用非语言沟通时一定要尊重对方的风俗习惯和文化背景。如东南亚的一些国家,认为触摸头部会给对方带来不好的运气;西方国家异性之间通常使用拥抱表示友好;在我国异性之间表示友好的方式是握手。

 典型案例

空城计

我国经典名著《三国演义》中有一个脍炙人口的故事"空城计",讲的是"武侯弹琴退仲达"。诸葛亮守着空城,在城楼上镇定自若,笑容可掬,焚香弹琴;司马懿的十五万大军不战自退。

(五)人际距离

人际距离指人与人之间的距离。在人际交往中,不同的人际距离会有不同的感觉,从而产生不同的反应。美国人类学家爱德华·霍尔将人际沟通中的距离分为四个层次:亲密距离、个人距离、社交距离和公众距离。

1. 亲密距离

亲密距离指交流双方距离小于0.5 m,允许存在身体接触,一般只有感情非常亲密的双方才会允许彼此进入这个距离。在亲密距离里的谈话是低声或是耳语,而且包括安慰、保护和爱抚等,所以亲密距离是人际交往中最重要也最敏感的距离。当陌生人进入这个领域时,心理上产生强烈的排斥反应,感到不适。如在拥挤的电梯里,互不相识的人应尽量保持着僵直的身躯,防止出现身体的接触。护理人员在工作时,如生命体征的测量、口腔护理等操作时进入了患者的亲密距离,操作前应向患者解释清楚,使患者有思想准备,避免患者出现不安和紧张情绪。

2. 个人距离

个人距离指交流双方距离以0.5~1.2 m为宜,是比较亲近的交谈距离,一般用于促膝谈心或握手等,适用于亲朋好友之间的交谈。在这个范围内既表现出了亲切、热情,又不会给交谈对方造成"空间侵犯"的感觉。在护理工作中,这是护理人员与患者交谈时最理想的人际距离,即表现出了护理人员对患者的关心和照顾,又便于患者倾听。

3. 社交距离

社交距离指交流双方距离以1.2~4 m为宜,适用于正式社交和公务活动。商务会谈通常是在这个距离内,交谈双方之间除了语言的交流,还应有适当的目光接触,否则是不尊重对方的表现。说话的音量应是中等或略响,以使对方听清楚为宜。在医疗护理工作中,一般对敏感的患者或异性患者采用此社交距离,目的是减轻患者紧张焦虑的情绪,增进患者舒适性。

4. 公众距离

公众距离指交流双方距离大于 4 m，通常用于群体交往，是社交人群在较大的公共场合所保持的距离，常出现在做报告、会议、上课、演讲等场合。比如护理人员对糖尿病患者进行集中的健康宣教时。

在现实生活中，这些距离范围并不是固定的。根据交谈对象的性别、年龄、性格特点、人格特征、受教育程度和个人习惯等情况适当调节人际距离。一般遵循规则为：女人之间比男人之间靠得近些，熟人要比生人靠得近些，性格外向的要比内向的人靠得近些。在人际交往时恰当地运用"距离语言"，有助于获得良好的沟通效果。

三、非语言沟通对护理工作的意义

（一）建立良好的护患关系

护理人员与患者第一次见面，就会对彼此产生第一印象。护理人员的着装、表情、行为和举止等都会发挥重要的作用。良好的第一印象有助于增强患者对护理人员的信任感，获得良好的护理质量。微笑是情感表达的一种，微笑服务能缩短护患之间的距离，护理人员适时适度的微笑有助于与患者建立良好的护患关系。如一位大娘出院前对护士说："小姑娘，你对我们总是笑呵呵的，我有事就喜欢找你，而且你从没嫌弃过我。"由此可见，非语言行为对推动护患关系向良性发展会起到很大的作用。患者入院时，护理人员热情接待，患者就会感到亲切，有依赖感；相反，患者就感到紧张、惧怕或不信任，不积极配合，护理质量降低。

（二）能够稳定患者的情绪，改善患者不良的心理状态

患者在接受治疗时，心理压力或疑虑很大，要求我们护理人员技术过硬，才能给患者以安全感和信任感，尤其护理人员在危、急、重症患者面前表现出镇定、勇敢、坚毅、当机立断等非语言行为，可以使患者紧张、焦虑和恐惧的情绪稳定、平静下来，改善了患者不良的心理状态，帮助患者树立了战胜疾病的信心。

（三）有利于配合各种治疗护理

非语言沟通可缩短护患之间的空间距离，增进护患的感情沟通。护理人员早晨给即将做手术的患者做术前准备时，无意间发现旁边病床的大娘头发蓬乱，一部分被子掉在了地上，憔悴地躺在病床上，此时护理人员顺手帮助大娘捋好头发，拉拉被子，患者会感受到护理人员的关心和体贴，有利于护理人员开展工作，提高护理效果。

（四）促进患者的身心健康，早日康复

沉默等非语言沟通技巧的应用对危重、沮丧、哭泣和拒绝配合等患者会产生特殊的意义。当患者长时间治疗时，精神压力巨大，内心非常痛苦，有的患者对治疗失去信心，甚至产生绝望心理，情绪不稳定，无缘无故发脾气。这时护理人员应理解包容，千万不可以对患者的无理行为"以牙还牙"，应陪在患者身旁表示沉默，鼓励患者宣泄。

（五）能维持和调节沟通的进展，促进语言沟通

人际交往中，非语言沟通与语言沟通常常同时进行，两者相互调节，相互补充，确保获得最

佳的沟通效果。如在收集患者的病史资料时,护理人员在患者陈述的过程中要及时运用非语言沟通来调节互动作用,不时地向对方点头表示"接着说下去"或"你做得很好",能维持交谈顺利地进行,鼓励患者说出自己的内心感受;相反,如果护理人员只是不动声色地听,患者可能会想"也许我说的这些没用吧,还是不要再说了";与患者进行治疗性交谈时,可边说边做示范,防止单纯语言沟通患者不清楚不明白,让患者更充分地理解护理人员的目的和要求,更好地配合治疗。

第三节　日常人际交往礼仪

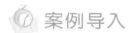 案例导入

李某,男,48岁,某国企中层领导干部,因肝硬化门脉高压入院,患者情绪低落、焦虑,睡眠不好。一天护士小孙正在给患者发药:"17床,这是您的药,饭后吃!"李某听后生气地说:"我是监狱里的犯人吗?为什么这样称呼我?我没有名字吗?反正在这住院和蹲监狱也差不多!"护士小孙听后,忙向患者道歉,表示以后一定注意。

问题导向

案例中的护士小孙做错了什么导致患者如此生气,护理人员在工作中应该掌握哪些日常交往礼仪来防范护患冲突呢?

从上述案例中,我们看到了作为一名护理人员不仅要重视自己的操作技术,还要注重培养自身的交往礼仪等软技能,提高综合素质满足患者的需求。那么护理人员在工作中应该掌握哪些日常交往礼仪呢?这些日常交往礼仪又有什么重要意义呢?

一、人际交往礼仪的意义

个体生活在社会中,不可避免地要与各种人通过各种方式进行交往。人际交往礼仪是指人们在日常交往、工作和生活中用于表示尊重、友好和亲善的行为规范和惯用形式,更是人际交往的润滑剂。良好的人际交往的开始,会给人留下愉快而友好的感觉,在人际交往中会产生事半功倍的效果,因此人际交往礼仪在社交中发挥的作用越来越重要,学习人际交往礼仪不仅是作为一名护理人员的基本需求,还是提高国民素质的重要途径。

护理人员学习人际交往礼仪更会产生深远的影响,首先,它可以体现护士的个人气质与文化修养,塑造良好的个人形象,有助于护士的社会交往;其次,是否掌握人际交往礼仪是建立融洽人际关系的必要前提和重要条件,有助于护理工作中建立良好的人际关系。最后,护理人员注重自身的人际交往修养,有助于工作中顺利地开展各项健康服务。

二、人际交往礼仪的种类

(一)电话礼仪

在现代生活中,电话是最重要的交往工具之一,几乎每天都在用电话交流感情、传递信息

和维持联络。那么在对着话筒与对方交谈时如何给对方留下深刻印象,塑造个体良好的电话形象呢?电话礼仪可以反映出一个人的处事风格、礼仪修养和文化素质。因此,护理人员具备良好的电话礼仪既是一门学问,又是一门艺术。

1. 拨打电话礼仪

(1)选择适当的时间,按照国际惯例拨打电话的时间不能在早7点前和晚22点后,遇到节假日不能在早9点前和晚22点后,而且要避开对方用餐、午休以及临近下班的时间;如是海外长途,要计算好时差,否则会骚扰到他人;工作电话应尽量在工作时间且使用单位电话拨打;如有急事需要在对方休息时间,因公事而打电话最好需要表达歉意:"对不起,打扰您休息了!"通话时间遵照国际上通用的"打电话3分钟原则",如是在对方休息时间拨打的电话则是通话时间越短越好。

(2)电话拨通后,开头语是"您好",然后发起者首先说清楚自己的姓名、身份,询问对方是否方便,在对方方便的情况下直言主题、简明扼要地开始交谈。

(3)电话交谈过程中语言文明,声音清晰明朗,与话筒保持3 cm的距离,决不能一边抽烟或一边吃零食一边打电话,语气友善平和,态度温文尔雅,心情愉悦,给对方留下良好印象。

(4)通话完毕时应说"打扰了""给您添麻烦""谢谢""再见"等文明礼貌用语,然后在确认对方已经放下电话之后,轻轻放下电话。

2. 接听电话礼仪

(1)应及时接听:除正在上洗手间等特殊原因外听到电话铃响,马上接听,最好在电话铃响三声前及时接听;如没能及时接听,应在接听后与对方通话前说明原因,表示歉意。接起电话后首先应用"电话基本文明用语——您好"与对方礼貌地打招呼,然后自报家门"这里是××医院××科室,请问您找哪位?";如果对方误打电话,切不可不耐烦地说"打错了",应礼貌地告诉对方"您打错了",如果知道相关信息,可以向对方提供帮助。

(2)接听电话应认真:接电话时不可心不在焉,适当地重复对方所说内容,让对方感觉到你正在认真接听,如果内容重要应适当记录,如时间、地点、电话号码、事情简介等。

(3)礼貌挂机:电话交谈完毕时,礼貌地说"再见",然后遵照"尊者优先"(即上级、长辈、女性等)的原则先挂机,然后再轻轻地放下话筒。

3. 代接电话礼仪

(1)记录准确:若对方找的人不在,询问是否可以代为转达,如果可以一定要准确记录需要转达的内容,如何时、何人、何地、何事,记录后再向对方重复一遍,确保无误。

(2)尊重隐私:代接电话时不可过多地询问对方与所找之人的关系,为什么要找等问题;如果所找人不在身边,清楚地告诉对方"不要挂断电话,稍等";当别人接听电话时,要保持适当的距离,不可偷听。

(3)及时传达:代接电话后,务必及时地将信息传递给对方,避免耽误事情。

(二)名片礼仪

在现代社会中,名片是人际交往中常用的介绍性媒介物。它是个体精心设计,用以介绍自己,便于人际交往的基本社交工具。在与他人初次见面时,如何正确得体地使用名片可以反映出一个人的礼仪修养和素质,是交往礼仪的基本要求。

1. 递交名片

递交名片的正确顺序是晚辈向长辈、下级向上级、客人向主人或地位低者向地位高者递送，若后者先向前者递上名片，前者不可拒绝接受。递送名片时，为表现出自己的诚意和对对方的尊重应由本人当面递交；态度要端庄得体，起身站立，落落大方，双手奉送，上身稍向前倾；用双手拇指和示指执名片两角，文字正面朝向对方；递交时眼睛正视对方，微笑致意，同时口头上说"我们认识一下吧""这是我的名片，请多多关照"等敬语。如名片上有生僻字应主动地将有关内容读出，以免对方尴尬。

2. 接受名片

接受名片时应专心致志，停止手中的一切工作；起身站立，目视对方，目光柔和，面带微笑，同时向对方说"谢谢"，双手或右手接过。如果面无表情，一言不发地接过名片是失礼的行为；接过名片后不要马上放在口袋或包中，应用 30 秒左右的时间认真阅读名片上的内容，让对方感受到你对他的重视。然后再仔细地放在上衣的口袋或名片夹中，并马上用同样的方式回送对方名片，如没有随身携带名片，及时向对方解释清楚："非常抱歉，出来得匆忙，我不小心将名片放在办公室了，下次一定送您我的名片。"

3. 注意事项

（1）在国际交往中，名片上不可以显示私人的住宅电话。

（2）名片表面要平整、洁净，不能有褶皱或涂改的痕迹。

（3）递送和接受名片时切不可使用左手，也不可将名片举得高过胸部。

（4）接受名片后直接放入裤兜、放在办公桌上、攥在手中或随便扔掉都是失礼的表现。

（5）收到对方的名片之后，再递送自己的名片，不要一来一往同时进行，显得过于仓促。

（三）介绍礼仪

1. 介绍的礼仪要求

介绍的顺序是将男士介绍给女士、将未婚者介绍给已婚者、将地位低者介绍给地位高者、将年轻者介绍给年长者、将客人介绍给主人，例如："刘小姐，我来介绍一下，这是王先生"，"爷爷，给您介绍一下，这是我的同学小红"，"李局长，这是我的同事小张"。介绍过程中遵守国际通用的"尊者优先"的原则，即先提到名字的人是尊者，后提到的人是被介绍的对象。根据场合不同，介绍的目的不同，介绍过程中一定要体现被介绍人的姓名、职务、单位、被介绍人与自己的关系说清楚，以便介绍后对方方便选择合适的称谓。介绍后，被介绍双方根据环境选择适当的应对方式，欠身致意（适用于尊者）、微笑致意、行握手礼或点头致意（适用于餐桌或会议桌），同时说"认识您很高兴"之类的敬语。

2. 介绍的种类

（1）自我介绍：自我介绍即将自己介绍给他人，这是与对方直接接触的第一步。良好的自我介绍会给对方留下深刻的第一印象，建立广泛的人际关系。首先要在合适的时间介绍自己，应选择对方空闲时、对方很想认识你或需要认识你时，适时地介绍自己，使对方认识自己。其次，自我介绍时表情自然、平和而亲切，举止大方让他人感受到你的真诚和友好，介绍的内容要真实，切忌滔滔不绝，过度表现自己，自我介绍的时间不要超过 1 分钟。最后，在不同的场合选择合适的介绍方式。①应酬式的自我介绍。适用于一般的社交场合，只介绍自己的姓名，如

"您好,我叫王红";由于工作需要的自我介绍,一定要体现出自己的姓名、工作单位和职务,如"您好,我叫李波,是××医院泌尿外科的护士长";当为了进一步交流进行自我介绍时,介绍的内容还要包括自己的兴趣、爱好和与交往对象的某些熟人的关系,如"您好,我叫刘静,现在××医院工作,平时喜欢逛街和练瑜伽,咱们好像在瑜伽俱乐部见过"。②礼仪式的自我介绍。适用于庆典、演出或举办会议等场合。介绍者除了说明自己的姓名、单位和职务外还要适当地加上敬语或谦语,表现出对交往对象的友好和热情。如"尊敬的各位来宾,大家好,我叫刘长江,是××医院的院长,非常感谢各位在百忙之中来参加我院建院八十周年华诞"。③问答式的自我介绍。应用于应聘、面试等场合,其特点是有问有答,在回答过程中可以体现自己曾经取得的成绩,获得的奖励。

(2)他人介绍:他人介绍是指由被介绍双方都很熟悉的第三者将彼此不认识的双方进行引见的介绍方式。根据场合不同介绍的方式也不同。①标准式的他人介绍。适用于正式场合,如"我来给你们介绍一下,这位是××医院泌尿外科的护士长,这位是××医院检验科的主任",介绍的内容以双方的姓名、单位、职务为主。②简介式他人介绍。适用于一般的社交场合,如"我来介绍一下,这位是小孙,这位是老王,你们认识一下",介绍的内容只包括双方的姓名,或只提到双方的姓氏即可。③强调式他人介绍。当在社交场合为刻意强调某位被介绍者与介绍者之间特殊的关系时使用,如"小张,这位是孙红,是我的外甥女,现在在你们科室住院,请您多多关照"。④引见式他人介绍。适用于如果第三者只需引见被介绍者双方时,不需要表达更多的实质内容。⑤推荐式他人介绍。适用于正规场合,介绍者重点强调被介绍者的优点,有意突出推荐。⑥礼仪式他人介绍,是适当的加上敬语和谦语,如"××局长,您好!请允许我把××医院的××院长介绍给您。×院长,这位就是××卫生局的局长"。

(四)问候礼仪

与他人见面时礼貌而得体的问候,会拉近社交场合中两者之间的距离,获得高质量的社交效果,因此,问候是社交场合中不可缺少的一个重要环节,对我们每个人来说都是非常必要的。问候的顺序可根据场合"随机应变",可以由长到幼、由尊到卑、由近而远、笼统地问候(适用于一人同时问候多人)或逐一问候。最常见的问候内容是"早安""您好""早上好""午安""晚安"等,但在不同国家和地区问候他人时应遵守"入乡随俗"的原则,尊重多元文化的差异,如"真主保佑""阿弥陀佛""愿菩萨保佑"。问候他人是表达尊重、敬意的一种体现,所以问候的态度要谦和、积极、主动,问候时要注意自己的表情,面带微笑,目光柔和,注视对方双目,不卑不亢,有礼有节,凭借自己良好的礼仪修养打破双方的陌生感,传递自己的真诚和友好,这也是人际关系发生和发展的起点和基础。

(五)称谓礼仪

称谓是人们在日常交往中采用的彼此间的称呼,属于规范性的礼貌用语范畴,任何人对别人如何称呼自己都非常敏感。礼貌友好、亲切悦耳的称呼可以使人际交往变得更加顺利,而且正确恰当的称呼对方,也能反映出个体的教养和礼仪风采。

1. 一般性称谓礼仪

我国是礼仪之邦,一直都很重视称谓礼仪。在 20 世纪 50 年代时期,我国最普遍的一般性称谓是"同志"。随着经济的发展,称谓也在悄悄地发生着变化,现在比较多的使用国际上惯用的称呼,如"先生""夫人""太太""小姐"等。

2. 职业或职衔称谓礼仪

在日常人际交往中,如果明确对方的职业和职衔,可以采用"姓 + 职业或职衔或学衔"的方式称呼对方,以表示对对方的劳动技能、职业或学术权威的尊重,如"刘老师""王医生""孙护士""张厂长""姜书记""李博士"等。

3. 姓氏称谓礼仪

按姓氏称谓是日常交往使用最普遍、最简洁的一种称呼形式,包括全姓名称谓、名字称谓和姓氏加修饰称谓。全姓名称谓如"李红""刘爽""杨达"等,全姓名称谓有一种严肃感和郑重感,常用于学校、政府机关和部队等正式场合。但在我国一直认为指名道姓的称呼对方是不礼貌的,所以这种称谓方式主要用于平辈之间或上级对下级;名字称谓,如"晓宇""丽丽""智涵"等,这种称谓方式显得既亲切又礼貌,主要用于关系较好的同学、邻居、同事或家庭成员之间;姓氏加修饰称谓,常用"老或小 + 姓"称呼,如"小刘""老孙"等,如果对方是德高望重的老年男性,也可以用"姓 + 老"的方式称呼对方,如"李老""张老",这种称谓一般用于与自己较熟的同辈或长辈间,亲切而真挚。

4. 与亲属的称谓礼仪

在我国对有亲缘关系的人的称谓尤为讲究,常常谦虚地称自己和家人。具体可以分为以下几类:亲属的长辈,根据其与自己的关系称呼,如祖父、祖母、姑奶、姨姥等;称呼别人的亲属时,加上"令"或"尊"表示尊重,称对方的夫人"尊夫人",称呼对方的女儿"令千金"等;称年龄或辈分高于自己的亲属,加上"家",如"家母""家兄"等;称年龄或辈分低于自己的亲属,加"舍""小""犬",如"犬子""舍弟""小女"等。但随着社会的进步,传统的家庭观念和亲属观念也在悄悄变化着,亲人之间有了各种各样的昵称,如老爸、老妈。有时在关系较为密切的人们之间,如邻居、同事甚至是陌生的长辈也使用类似亲属关系的称呼,如称年长的男性为叔叔、女性为阿姨等,有利于人际交往,使人倍感亲切。

名家经典

在日内瓦会议期间,一个美国记者先是主动和周恩来握手,周总理出于礼节没有拒绝,但没有想到这个记者刚握完手,忽然大声说:"我怎么跟中国的好战者握手呢?真不该!真不该!"然后拿出手帕不停地擦自己刚和周恩来握过的那只手,然后把手帕塞进裤兜。这时很多人在围观,看周总理如何处理。周恩来略略皱了一下眉头,他从自己的口袋里也拿出手帕,随意地在手上擦了几下,然后走到拐角处,把这个手帕扔进了痰盂。他说:"这个手帕再也洗不干净了!"

(六)握手礼仪

握手礼仪是在人际交往中使用最多、全世界最通用的致意礼节,它源于原始人表示问候的摸手礼节,现在演变成当初次见面、朋友久别重逢或恭贺时表达热情、友好的一种礼节。有时还表示鼓励、理解、祝贺、安慰和信任等意思。

1. 握手的顺序

握手礼仪遵循"尊者决定"的原则,上下级之间,上级先伸手;长辈与晚辈之间,长辈先伸手;男女之间,女士先伸手;当家中有来访客人时,主人先伸手握手表示对客人的欢迎;客人告辞时,客人首先伸手握手,表示感谢热情招待,盼望着下次再见。当一个人需要与多人握手时,则遵循"由尊到卑"的原则,即先长辈后晚辈、先上级后下级、先女士后男士、先年长后年幼者。如果大家是平辈或朋友,一般按照以从右到左或从左到右的顺序握手即可。

2. 握手的姿势

握手时双方的最佳距离是 1 m 左右,身体正直,上身稍向前倾,手从右侧下方伸出,手掌垂直地面,四指并拢,拇指张开,相握后成一个直角,两手相握时力度适当地上下晃动两或三次,时间持续 1~3 秒,这是标准的握手姿势,又称为"平等式握手"。男士与女士的握手时间尽量短,轻握女士的四指以免他人误解;与老朋友或关系密切的人握手,时间可以适当延长,以示友好和热情。当多人聚会时,与某一人长时间握手是失礼的行为。握手时应目视对方,目光柔和,面带微笑,问候对方"您好",但如果对方心情沉痛时,表情要凝重。如双手相握后再以左手握住对方右手的手背,称为"手套式握手",左手还可以握住对方的手腕、手臂,或拍拍对方的右肩,表示对对方的热情,但不能滥用。

3. 握手的注意事项

我国以右为尊,所以不能用左手与他人相握。在印度和阿拉伯等国家和地区认为左手是不洁净的,也忌讳左手相握;握手时不能戴手套和墨镜,但在正式场合,女士身着礼服、礼帽时可以不脱去手套;不可用肮脏的手与人相握;不能与他人交叉相握;握手时必须注意自己的面部表情,给对方留下专注、友好的印象;当别人主动伸手想要握手时,拒绝相握也是失礼的行为。

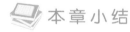 本章小结

一、本章提要

1. 本章主要介绍了语言沟通的概述、分类和作用,护理人员应具备的语言修养和护理工作中常用的沟通技巧等内容。语言沟通可以分为口头语言和书面语言,分别总结了两者的优缺点;如何提高护理人员的语言修养是本章的难点;护理工作中常见的语言沟通技巧包括开场技巧、倾听、提问技巧、阐释技巧、沉默技巧、共情技巧、结束技巧等。

2. 在学习了语言沟通的前提下,本章主要介绍了什么是非语言沟通,以及它的特点和作用,明确了非语言沟通对语言沟通会起到补充、加强和验证的作用。重点介绍了护理工作中常见的仪表、面部表情、身姿、触摸、人际距离等非语言沟通的技巧,最后总结了非语言沟通对护理工作的重要意义。

3. 本章明确了人际交往礼仪的意义,重点介绍了生活和工作中常见的电话礼仪、名片礼仪、介绍礼仪、问候礼仪、称谓礼仪和握手礼仪等。

二、本章重、难点

1. 语言沟通和非语言沟通技巧在护理工作中的应用。
2. 人际交往礼仪的种类。
3. 如何提高护理人员的语言修养。

 课后习题

一、选择题

1. 下列不属于非语言沟通的作用的是(　　　)
   A. 表达情感
   B. 调节互动
   C. 验证信息
   D. 显示关系
   E. 以上都正确

2. 下列描述不正确的一项是(　　　)
   A. 触摸用于补充语言沟通
   B. 触摸有利于信息传递
   C. 触摸有利于改善人际关系
   D. 触摸可以应用于所有文化背景
   E. 触摸有利于个体生长发育

3. 下列关于交流时的距离说法正确的一项是(　　　)
   A. 亲密距离交流双方距离小于 40 cm
   B. 公众距离交流双方距离小于 5 m
   D. 个人距离交流双方距离以 40 cm 为宜
   C. 社交距离交流双方以 5 m 以上为宜
   E. 公众距离交流双方距离大于 4 m

4. 真诚地赞美他人时应该(　　　)
   A. 直言不讳
   B. 夸大其词
   C. 多多益善
   D. 真诚自然
   E. 态度强硬

5. 以下哪一项不属于口头语言的优点(　　　)
   A. 信息传递范围较广
   B. 信息传递速度较快
   C. 信息传递效果较好
   D. 信息能长期储存
   E. 信息反馈较快

6. 仪表是非语言沟通的技巧中的一种,下列哪项属于仪表的原则(　　　)
   A. 和谐
   B. 金玉其外,败絮其中
   C. 素颜
   D. 浓妆
   E. 时尚

7. 有关护士仪表的叙述,不正确的是(　　　)
   A. 仪容清新
   B. 护士的姿态应体现护士的高傲品质
   C. 可简单地化淡妆
   D. 护士的衣着应平整、简洁、大方
   E. 护士的步态轻盈、稳健,步幅适中、匀速前进

8. 关于护士服下列说法不正确的是( )

A. 衣兜内禁忌塞得鼓鼓的,上衣兜部允许佩戴胸卡或者怀表

B. 不管是男护士还是女护士,护士服要搭配同种色彩的裤子

C. 在小儿科护士服以白色为主,显得更加清爽

D. 内衣不能外露,领子不能高于护士服领子

E. 护士服衣领、腰带、袖口、衣边平整,衣扣扣齐

二、问答题

1. 简述护理人员的专业性语言修养的规范性。

2. 非语言沟通的主要表现形式有哪些?

3. 接电话时应注意哪些细节?

(刘 印)

第四章　护患沟通与交往

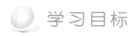

学习目标

1. 简述护患关系的基本内容。
2. 掌握护患关系的基本模式、性质与特点。
3. 掌握治疗性沟通的过程。
4. 能运用人际沟通理论解决护患关系冲突，明确护士在护患关系沟通中的作用。

第一节　护患关系沟通

案例导入

内科病房收治了一名支气管炎男性患者，护士小王担任其责任护士。小王仔细阅读了患者的健康资料，了解患者的病情和病史，知道患者姓张，是一名教师，因咳嗽一周伴发热由门诊收治入院。患者有抽烟的嗜好。护士小王了解情况后准备到病房和患者见面。在初次见面沟通中，护士小王用自身和蔼的态度、得体的言语以及优雅的举止，给患者留下了非常深刻的印象。护士也从中了解到患者有个幸福美满的家庭，还了解到患者烟瘾很大，每天要抽两包烟。小王根据病情和沟通中了解的情况制订了护理计划，其中列入抽烟有害健康的卫生宣教，这些得到患者以及家属的积极配合。10天后，患者康复，痊愈出院。护士小王向患者交代了出院后的注意事项，并送至病区门口，患者对护士的护理服务感到特别满意。

问题导向

护士小王在与患者的沟通中，不但用亲和的语言、优雅的举止赢得了患者的信任，还通过敏锐的观察力，捕捉到患者更多的信息，为患者制订更适合的护理计划。可见，护士与患者的关系，不但具有一般人际沟通的特点，同时还具备更多的职业性。

长期以来，医患关系的考察重点是医生和患者之间的关系，较少考虑护士与患者之间的关系。但从上述案例中，我们可以看到良好护患关系的建立，不仅能维持正常的医疗护理工作，同时对患者的康复起到了积极的作用。那么护患关系的性质和特点是什么？护患交往的模式有哪些？哪些因素可能导致护患关系紧张？如何构建和谐的护患关系呢？

一、护患关系的概述

护患关系是护理人员与患者为了治疗的共同目标而建立起来的一种特殊的人际关系。广义的护患关系是指护士与患者及其家属、陪护人员、监护人的关系。狭义的护患关系是指护士与患者之间的关系。护患关系是护士职业生活中最常见的人际关系,是护理过程中最重要的一种关系沟通。随着护理模式向系统化整体护理的转变,建立和谐、向上、互动的护患关系已成为做好一切护理工作的前提与关键。

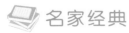 名家经典

一个人的成功只有15%是靠他的专业技术,而85%则靠人际关系和他的处事能力。

——戴尔·卡耐基

(一)护患关系的内容

护患关系是一种工作关系,护士与患者的交往是一种职业行为,具有一定的强制性。建立良好的护患关系是护士职业的要求,所有护理人员都应努力与患者建立良好的关系。护患沟通的内容主要包括以下方面。

1. 技术性关系

技术性关系是指护患双方在进行一系列的护理技术活动中所建立起来的行为关系。患者患病需要医疗护理,护士掌握着帮助患者恢复健康的技能,能够满足患者的需求,这就构成了护患关系的基础。在这种技术关系中,护士是拥有技术并将所掌握的技术服务于患者的人,处于主动地位;而患者处于被动地位。因此,当出现护患矛盾时,护士是矛盾的主要方面,对患者具有直接的甚至是较大的影响。

2. 非技术性关系

非技术性关系是指护患双方由于社会的、心理的、教育的、经济的等多种因素的影响,在实施医护技术过程中所形成的道德、利益、法律、价值等多种内容的关系。

(1)道德关系:是非技术关系中最重要的内容。由于护患双方所处的地位、环境、利益不同,所受的教育及道德修养也不同,因此在护理过程中很容易产生矛盾。护患双方都应按照一定的道德规范来约束自身的行为,尊重对方,护士更应遵从道德规范,维护患者利益。

(2)利益关系:是指在护理过程中护患双方发生的物质和精神方面的利益关系。护患双方的利益关系应该是在公正、公平条件下的一种平等互助的人际关系。这种平等表现在对所有的患者都一视同仁,热情服务,不以貌取人,不以金钱取人,不搞等价交换,不以工作谋私利等。应强调的是,护理人员的物质利益是由国家或集体以工资形式提供的,决不能从患者身上另外索取。

(3)法律关系:是指护患双方在护理活动中各自的行为和权益都受到法律的约束和保护,在国家法律范围内行使各自的权利和义务,调整双方之间的关系。侵犯任何一方的合法权益都是法律所不容许的。护患双方都应认真学法、知法、守法,学会用法律武器保护自己的正当权益。

（4）价值关系：是指以护理活动为中介的体现护患双方各自社会价值的关系。护理人员在自己的职业服务中，运用所学的知识和技术为患者提供优质的服务，使患者重新获得健康，实现了崇高的人生社会价值。而患者恢复了健康，重返了工作岗位，又能为社会做出贡献，实现其社会价值。

在医疗护理活动中，技术与非技术两个方面的交往是相互依赖、相互影响、相互作用的。例如，非技术方面的成功交往有利于护士对病史的采集，增进患者对治疗护理的依从性，从而有利于技术方面的交往。从另一方面来看，技术方面的交往失败，如护士打错针、发错药，也会损害非技术方面的交往。由此可见，对于建立良好的护患关系来说，两个方面的交往和相互作用都是十分重要的。

（二）护患关系的性质与特点

护患关系是以一定的目的为基础，在特定的背景下所形成的一种工作关系、信任关系和治疗关系，其实质就是满足患者需要。因此，护患关系除了具有一般的人际关系特点外，还具有专业性人际关系的性质与特点。

1. 护患关系是帮助系统与被帮助系统的关系

护理人员与患者之间通过护理活动所形成的一种帮助与被帮助的人际关系。帮助系统包括医生、护士、辅诊人员以及其他医务人员，他们拥有技术并用所掌握的技术为患者服务；被帮助系统包括患者、患者家属、亲友和同事等，是需要得到医疗护理服务的人。护患关系不只是护士与患者之间的关系，而是医护系统与患者系统通过特定的护理行为形成的帮助系统与被帮助系统的关系。某一护士为患者提供帮助，实际上是执行帮助系统的职责，而患者接受帮助，也体现了患者及其家属、亲友和同事的需求。

2. 护患关系是一种专业性的互动关系

护士是掌握一定医学护理专业知识和技能的专业人员，是健康服务的参与者。当患者产生健康问题而需要护士参与健康服务时，护士与患者便进入了一种特殊的关系之中，我们称这种关系为专业性人际关系。而由于护士与患者都有各自的个人背景，不同的阅历、情感经历、受教育程度、性格特点等，会对健康与疾病产生不同的看法，这就使得这种专业性人际关系具有更多的多元化和互动性，即不仅是限于两个人之间的关系，也表现在护士与患者家属、亲友和同事的支持系统之间。

3. 护患关系是一种治疗性的工作关系

治疗性的关系是护患关系职业行为的表现，是一种有目标的、需要谨慎执行、认真促成的关系。由于治疗性关系是以患者的需要为中心，除了一般生活经验等因素影响外，护士的素质、专业知识和技术也将影响到治疗性关系的发展。良好的护患关系，能有效地减轻或消除患者来自环境、诊疗过程及疾病本身的压力，有助于治疗和疾病的康复进程。反之，紧张的护患关系会加重患者的心理负担，甚至可能导致情绪恶化，严重影响治疗和康复。

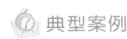
典型案例

良好的护患关系可以化解纠纷

　　患者小王在做胆道造影时,由于护士进针角度过浅,注射时有少量造影剂外渗,患者感觉注射部位有点痛,护士却对患者小王说:"不要紧。"小王回到病房后不放心,就去找自己在住院期间最相信的护士长。护士长仔细地看了小王的注射部位以后,发现注射部位肿胀较明显,立即帮助小王采取抬高患肢、局部药物外敷等处理措施。然而,患者注射的部位还是长了水疱,并且很痛。患者非常气愤,要投诉这位不负责的护士,但由于护士长及时正确的处理和耐心细致的解释,以及平时建立起来的良好护患关系,使患者小王打消了投诉的念头。

　　4. 护患关系的实质是满足患者的需要

　　患者的需要和护士如何满足需要构成了护患关系的基础,离开了这一基础或这一基础已不存在,护患关系也就终结了。目前发生的一些护患关系中的问题,或者是护士对患者的不满,或是患者对护士的意见,其中许多都与对这种关系的基础缺乏认识有关。

　　5. 护士是护患关系后果的主要责任者

　　护士通过专业知识和技能为患者提供服务,处于护患关系的主导地位,其行为在很大程度上决定了护患关系的后果。护士的行为可能使双方关系健康发展,有利于患者恢复健康,但也有可能是消极的,使关系紧张,患者的病情更趋向恶化。因此,护理人员是促进护患关系向积极方向发展的主要推动者,也是护患关系发生错位的主要责任承担者。

(三)护患关系的基本模式

　　护患关系模式是医学模式在护患关系中的具体表现。根据 1956 年美国学者萨斯(Sxas)和霍华德(Hohade)提出的观点,可将护患关系分为三种基本模式。

　　1. 主动-被动型

　　这是一种传统的护患关系模式,也称支配服从型模式。它受传统的医学模式影响,把患者看作一个单纯生物学的人,把疾病看成单纯的生物理化因素所致,忽略了人的心理、社会属性。护士处于主导地位,把自己的处置意见施加于患者,患者则处于被动的接受护理的从属地位,要求患者绝对服从任何处置和安排。这种护患关系的特点是"护士为患者做治疗"。模式关系的原型是"父母-婴儿"的关系,护士常以"保护者"形象出现在患者面前。所有针对患者的护理活动,只要护士认为有必要,无须征得患者的同意即可实施,患者对一切的处置和安排,没有主动权。

　　这种模式强调了护士的权威,忽略了患者的主观能动作用,不能取得患者的默契配合,严重影响护理质量,甚至很多可以避免的差错事故得不到及时纠正与补救。它只适用于意识丧失的患者(如全麻、昏迷)、婴儿、危重患者、休克患者、智力严重低下患者和某些精神障碍患者。

　　2. 指导-合作型

　　这是近年来在护理实践中发展起来的一种护患关系模式。它把患者看成是有意识、有思想和有心理活动的人。该模式的特点是"护士告诉患者应做什么",取得其配合,发挥双方的积极性,模式关系的原型是"父母-儿童"的关系。在护理活动中,患者具有一定的主动性,患者可以向护士提供有关自己疾病的信息,也可以对护理方案提出意见和要求,但护士的权威仍是决定性的。护士常以"指导者"的形象出现在患者面前,护士决定护理方案和措施,指导患者掌握缓解症状、促进康复的方法。而患者则尊重护士的决定,主动合作,包括诉说病情,反映治疗情况,提供检查方便,配合各种护理措施,患者的地位是"合作"。在护理实践中,这种关系涵盖了几乎所有的护理措施,如注射、换药、插胃管、测量血压等,这些护理操作都需要患者的"合作",否则无法进行。

无疑这种模式比主动-被动型的护患关系模式前进了一大步,但护士的权威性仍然起到决定性作用,患者仍然处于相对消极的配合状态,护患关系仍然是不完全对等的。如果护士对这种"合作"过分强调,很容易忽视患者的意见。这种模式适用于一般患者,尤其是病情危急患者。

3. 共同参与型

这种模式比前两种又前进了一步,是一种双向的、平等的、新型的护患关系模式。其出发点是,在护理过程中,患者的意见和认识是有价值的,护患双方有同等的主动性和权利。该模式的特点是"护士积极协助患者自护",模式关系的原型是"成人-成人"的关系。护士常以"同盟者"的形象出现在患者面前,为患者提供合理的建议和方案,患者对自己的疾病过程有较强的参与意识。在这种模式下,患者不仅可以积极主动地参与自己的护理讨论,向护士提供自己的护理体验,探讨某些护理措施的取舍,还可以在患者体力允许的情况下,独立完成某些护理措施,如自己洗头、自己沐浴、自己服药等。

显然这种护患关系模式与前两种模式有着本质的不同。因为这种模式把患者的意见看成是完善护理工作的一个组成部分。这样一来,护患关系就不是单向的,而是双向的,患者在护理中获得了某种权利,人格也得到了尊重,患者的积极性也得到了充分的发挥。这对于建立良好的护患关系,提高护理质量有着重要的作用。此模式多用于有一定文化知识水平的慢性病患者。

护士在护理工作中应用此模式时应注意的是:共同参与型护患关系模式的目的是发挥患者的主观能动性,帮助患者树立战胜疾病的信心,掌握自我护理的能力,而绝不是让患者或者患者家属来替代护士,把那些本应由护理人员亲自执行的任务交给患者或患者家属,如护士指挥患者自己更换液体,命令患者扫地、倒大小便、自己取送化验单、取送药品等。

三种不同的护患关系模式在临床护理实践中并不是固定不变的,随着患者病情的变化,可以由一种模式转向另一种模式。例如,对一个因昏迷而入院治疗的患者,可以按"主动-被动"的模式加以处理;随着患者病情的好转和意识的恢复,可以逐渐转入"指导-合作"模式;当患者进入康复期后,适宜的模式就变成"共同参与"模式了。

二、影响护患关系的因素

护患双方是在特定医疗机构中形成的一种人际关系。由于不同性质和不同类型医疗机构医疗条件、医院文化、诊治范围和能力差异很大,相应的护理人员的构成、护理服务的内容和质量要求以及患者类型也差异较大。因此,不同医疗机构中的护患关系的紧张状况也呈现较大的差异。即使在同一家医疗机构内部的不同科室中,护患关系的紧张状况也有较大的差异。其主要的影响因素有以下方面。

(一)护理人员的因素

1. 传统医学模式的影响

受传统医学模式的影响,目前一部分护理人员的认识还仅停留在生物医学模式的水平,把患者看成一个单纯的生物人,只是机械地执行医嘱和技术操作,而忽略了患者内心的需求。正是在这种传统的护理模式的影响下,尽管"以患者为中心"的服务理念被书写成精美的文字做成牌匾,但在护理人员相对缺编、工作超负荷等诸多因素的影响下,"以患者为中心"的整体护理模式却没有得到真正的演绎。因此,只有从思想上克服和摆脱传统护理观的束缚,才能为建立良好的护患关系打下坚实的基础。

📚 名家经典

护士的工作对象不是冷冰冰的石块、木头和纸片,而是有热血和生命的人类。

——南丁格尔

2. 职业道德不良

据多项调查显示,影响患者满意度的护理缺陷主要表现为:护士的服务态度冷漠、生硬,服务意识淡化,甚至训斥患者;有些护士缺乏工作责任感,工作粗心大意,敷衍了事,甚至玩忽职守,导致打错针、发错药,造成医疗差错事故。这些行为不仅影响了护理人员的美好形象,更使患者的健康受到极大的损害。古人云:"医无德者,不堪为医。"具有高尚的职业道德是每一位护理人员最基本的条件。

3. 护理技术不精

护理工作面对的是人而不是机器,护理人员必须要有渊博的医学知识和严格的科学态度,来不得半点粗心马虎。有的护士不钻研业务,不求上进,不更新知识,满足于一知半解。或者操作技术不熟练,例如静脉穿刺不能一次成功,各种插管动作不熟练,使用仪器设备生疏等,增加了患者的痛苦或耽误了治疗时间。这样的护士,必然差错百出,甚至给患者的健康和生命带来危害,引起患者及家属的不满,引起医疗纠纷,造成紧张的护患关系。

4. 服务环境不佳

患者到医院看病不是仅吃药打针就能解决问题的,医院要从生物-心理-社会医学模式出发,创造一个有利于患者身心康复的舒适环境,才能提高服务水平和医疗质量。目前医院环境不佳主要表面在两方面:①软件方面,主要是医院秩序混乱、噪声太大,医务人员脸难看、话难听;没有就诊指南,患者找不到就诊的诊室,给患者带来许多困难。②硬件方面,主要是医疗设备和生活设施不能满足需要,或数量不够,或质量不好,病室不够卫生、饭菜不够可口等,由此引发护患矛盾。

5. 不良心理因素

由于护理人员的阅历、所受教育程度不一,道德修养水平参差不齐,心理状态也不一样。

在护患交往中,不良心理因素主要有:①权威心理:不承认护理人员为患者的服务地位,习惯于说一不二,绝对权威。认为患者不懂医学知识,医护人员主宰着患者的命运,患者应当绝对服从,只需要按照医嘱按时吃药打针就可以完成治疗任务,不允许患者提出任何异议,也听不进患者的病情反馈,如果患者对护士的处置提出建议或意见,就认为患者对自己不尊重、不信任,就不高兴甚至训斥患者:"听你的还是听我的!"②恩赐心理:护士掌握护理专业知识和技术,处于主导地位,有人就认为治病救人是施恩于患者,因此往往以恩人自居,如果患者提意见,就认为患者不识好歹,要求过分。③谋生心理:个别护士认为工作不过是谋生混饭的手段,奋斗目标不明确,因而工作责任心不强,缺乏主人翁精神,一旦不如意或找到更好的工作就辞职。这种心理的存在危害了医院的整体利益,也影响到护患关系。

(二)患方因素

1. 维权意识增强

目前患者在就医的主观条件方面发生了很大的变化,自我保护意识和法律意识增强,不再满足于主动与被动型的医患关系。如果患者主观上认为自身权益受到了侵害,就会拿起"武器",向医院"讨说法"。

2. 信任感降低

随着社会开放程度扩大,一些新闻媒体不时报道个别医院发生医疗事故的消息,使得社会上一些人对医院和医务人员有偏见,一些患者对医疗服务质量、收费等产生怀疑或不信任。而这一现象在婴儿病患身上更为明显。在为婴儿注射针剂时护士进行常规"三查七对"后,患儿家属还要再次查看,生怕护士注射错误。而产房门口,担心护士抱错孩子这种言论也不绝于耳。这种行为及言论是对护士职业操守的亵渎,也是对护理基本道德底线的质疑。

3. 期望值增高

大多数患者由于缺乏医学常识,对治疗效果期望值较高,对医疗结果追求绝对完美,有的患者恨不得吃一天药、打一次针就能康复出院。在此心理影响下,对治疗进度、效果常感不满意,一旦没有达到预期的目的,就怪罪于医方。

4. 病态心理

患者患病后,经受病痛折磨,加之在陌生的医院环境中与陌生的人员接触,其心理状态常产生一定的变态反应。这种反应极易导致患者对事物的认知、对事理的分析产生偏差,在护患之间出现认知和理解的分歧,影响护患关系。

(三)交际因素

1. 护患角色意识差异

由于护患双方专业知识背景差异及各自权益的不同,有时在面对同一个有争议的诊疗结果时会存在认知性与动机性的偏差。医方角色意识形成的主导思维是:是否符合专业的标准,是否是技术水平与设备性能的问题。而患方角色意识产生的主导思维则首先考虑的是:自己的权益是否受损,医方是否有责任,怎样才能获取最佳补偿。

2. 理解差异

由于护患双方的年龄、职业、生活环境、受教育程度及社会文化背景不同,对信息的理解往往存在差异,而且患者大多数不具备医学知识,对医学术语感觉陌生,在护患交谈过程中,常会出现护患双方对信息理解不一致的现象。尤其是有的护士习惯使用专业术语,或语言过于简单、表述不清等,更容易出现信息理解的偏差或误解。另外,部分患者对护士的职业缺乏理解,不能理解和体谅护士繁忙的工作性质。少数患者甚至对护士产生偏见,重医不重护,认为护士工作是低人一等的服务性工作。以上这些在护患之间出现的理解差异都会影响护患关系的正常发展。

3. 医疗行为的双刃效应

医疗行为面对的是复杂的人体结构、千变万化的病理状态和各种不同的心理需求,这就决定了医疗行为的高风险职业特征,救命与侵害并存,成功与失败同在,成功与救命带给人们的是健康、快乐的效果,而失败与侵害则会给患者或亲人带来生理或心理上的痛苦以及经济上的困境。而医疗行为的负效应正是导致患方侵犯行为的唤起因素。

(四)社会因素

1. 相关法律法规建设滞后

近几年来,我国先后制定和颁布了许多卫生法规,对维护医疗卫生秩序和医患双方的合法权益起到了积极作用。但目前还仍存在着卫生法规尚不健全、部分人群守法意识不强等现象,扰乱医院秩序、殴打医务人员、砸坏医疗设备等事件时有发生。

2. 医疗保健供需矛盾

当前,我国医疗卫生事业的发展还远不能满足人民群众的需要,主要表现在卫生资源不足、分配使用不合理、资金不足、设备差、病床少,医护人员不足。因而存在"三长"(挂号时间长、候诊时间长、交费取药时间长)、"两短"(看病时间短、医患沟通时间短)。这些问题往往容易引起患者不满情绪。而医护人员由于长期超负荷劳动,工作生活条件差,心情也不舒畅。

3. 医疗服务补偿行为引发积怨

医疗服务补偿过剩,是目前医院普遍遭遇的难题。高新仪器的过度配置和利用,药品的不合理使用,医疗服务收费标准未体现技术服务价值等,这些不仅造成了医生过分依赖仪器的负性职业心理,也造成了卫生资源的严重浪费,伴随医疗服务价格的增长,个人负担日感加重,从而又引发对医疗服务的怨愤。

4. 舆论宣传影响

当前我国国内的医患关系、护患关系还是较为紧张的。一方面,普通大众、社会舆论极力要求扩大患者就医的自主权、选择权,部分媒体对医患纠纷、护患纠纷非客观公正的报道,直接影响了公众对事件的正确判断;另一方面,媒体对卫生行业为全体人民健康所做出的巨大贡献,主流宣传不够。在这种舆论宣传的导向下,也使患者在入院前就对医院产生了一定的偏见。

三、建立良好护患关系的策略

要使护患关系得以建立和健康和谐发展,处于主导地位的护理人员起着很重要的作用。在建立良好护患关系时,可以从以下几方面着手。

（一）提升护理人员的整体素质

整体素质是指护理人员既有良好的道德品质又有娴熟的操作技能。一名优秀的护士要具有爱岗敬业的精神,把救死扶伤作为自己的神圣职责,热爱患者的生命,尊重患者的人格,为患者提供优质护理服务。同时用辛勤的劳动实现更高的自我价值,赢得公众对护理工作的认可。护士应利用一切机会更新自己的知识技能,勤学苦练、精益求精,不断丰富与护理有关的人体、社会和行为科学知识,把握中医、西医各种护理操作技术。丰富的理论知识能使护理人员在工作中做到胸有成竹,遇事沉着、果断、干练、有条不紊。在治疗和护理中,做到动作迅速、及时、准确无误,对危重患者的处理和抢救得心应手,让患者及家属安心、放心,从而消除患者及其家属的不信任感。

（二）明确护理人员的角色功能

护理人员应全面认识、准确定位自己的角色功能,认真履行自己的职责,使自己的言谈举止符合患者的期待。

护理人员的角色功能主要有:娴熟的护理操作技术,操作时能使患者积极配合治疗,收到良好的治疗效果;协助医生做好对患者及其家属的接诊和治疗工作;饮食生活指导、健康教育指导;对患者耐心细致,有问必答,绝不与之争吵;经常性地深入病房和患者交流,获取患者更多的信息;了解患者的疑虑,及时解决患者存在的心理问题;主动向其家属和患者解释病症的原因、治疗原则、注意事项;加强基础和业务知识的学习,详细了解本科室每一位患者的病情、用药、治疗,在进行治疗、护理、查对时,做到心中有数,一旦出错,能早期发现,准确判断。

（三）帮助患者认识自己的角色特征

著名的医史学专家西格里斯特说:"医学的目的是社会的,它的目的不仅是治疗疾病,使某个机体康复,还应是使人调整以适应它的环境,作为一个有用的社会成员。"患者患病后,有配合治疗的义务,积极保持健康和恢复健康的义务。护士应根据患者的实际情况,帮助患者了解自己的新"角色"的责任和义务,努力让患者尽快适应自己患者的角色特征。

（四）主动维护患者的合法权益

维护患者的权益是建立良好护患关系的必要条件,要求获得安全和健康服务是患者的正当权益。由于大部分患者对医疗知识了解少,自我护理能力和控制能力差,只能依靠医护人员的帮助来维护自己的权益。因此,医护人员应及时将病情进展、治疗方案、护理措施、用药情况等信息告知患者。耐心回答患者提出的问题,使患者享有对自己疾病的知情权和同意权,增加了对护士的信赖,护患关系也会得到良好的发展。

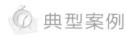 典型案例

维护患者利益,消除患者的顾虑

肿瘤患者因化疗后导致严重的骨髓抑制,需要每天测一次血常规检查,患者说:"我太瘦了,血本来就不多,你们还要抽,这不是要我命吗。我坚决不抽。"这时护士应该怎么做?

护士1:"你怎么能不抽血呢?就你主意多,如果不肯抽就算了。"

护士2："抽血是因为要检查骨髓的造血功能,例如白细胞、红细胞、血小板等,如果指标太低了,会影响你的治疗,我们要随时掌握你的指标,给予相应的措施。"

（五）减轻或消除护患之间的理解分歧

护士在和患者沟通时,应了解患者的病情、年龄、文化程度、职业、个性、籍贯等特点,选择适合他们的沟通方式和语言。同时,在沟通中善用移情多听少说,鼓励和说服患者及时提问,以确保沟通的有效性。

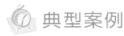 典型案例

沟通可消除误会

小王端着治疗盘刚到护士站,正好看到一位带气管套管的患者在用医院的精字处方(一种专用于精神药品的处方笺)涂涂画画。出于对处方管理的责任感,小王没来得及向患者做详细解释说明,急忙将患者手中的处方拿走。结果导致该患者的不理解,情绪激动大声吵闹,甚至用文字辱骂小王。

护理工作经验丰富的小李见状,连忙将小王推开,耐心而礼貌地安抚说:"对不起,请您不要着急,您有什么问题我们一定尽力帮助解决。"患者显然被激怒了:"处方不是我自己拿的,是门诊的一位医生交代事项时顺便给了几张,我用它写字又有什么关系?"

小李把患者带到诊察室,示意患者坐下:"我很理解您的心情。"稍微停顿了一会儿,见患者已经安静下来,继续说道:"但是,您可能还不知道,医院对处方的使用范围有严格的管理要求,尤其是精字处方是不能随便作其他的用途……"

患者开始小声嘀咕:"我现在做了手术后暂时不能讲话,只能写字,而原来买的写字板又太大,不方便随身携带。"

小李立刻意识到护士小王在收回处方时解释不够,不了解患者为什么要拿处方私用,连忙接过话头:"是我们工作做得不细致,没有考虑到您的困难,请您谅解。现在我就去给您拿一本我们自制的小本子,便于您随时使用。"说完马上到护士办公室拿了一个专供患者进行书写交流的小本子交给患者。

患者(情绪好转):"谢谢你帮我解决了实际问题,刚才我的态度不好,讲了一些不该讲的话,希望你们不要放在心上。"

小李会心一笑:"没关系,只要您能够满意,我们就放心了。以后您如有什么困难,请随时找我们,我们一定会尽力帮助您的。"

患者:"好!再次谢谢你。"

（六）尊重和支持患者家属

护士应对患者的家属给予尊重和支持,体谅、理解、同情患者家属的处境,帮助家属正确认识疾病,提供必要的帮助。对一些特殊患者的家属,如婴幼儿、重症昏迷患者、术后康复患者、高龄患者、精神障碍患者,护士更应该保持积极的沟通,调动其家属的积极性,使其参与到护理

计划和护理措施中,只有这样,才能提高患者对健康的认识,促使患者早日康复。

(七)提高护理管理水平

护理管理者应根据实际工作量和具体情况合理分配护士工作,以达到充分发挥护理人力资源、空间资源和物质资源的效益,从而保证护士能在最佳的工作环境,最有利的工作条件中创造最好的工作效益和提供优质的服务质量。

第二节　治疗性沟通

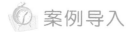 案例导入

一位患者因复合外伤急诊入院,急诊手术后回到病房,值班护士按照医嘱为他输液,数分钟后患者出现全身皮肤瘙痒并发热,值班护士立即为患者测量体温。护士在测量体温时发现患者已出现口唇发绀,马上意识到患者可能是发生了输液反应,于是立即停止输液,并让同班的另一位护士去告诉值班医生,自己则赶紧回到患者身边为患者吸氧,重新开放输液通道等必要的急救处理。经过积极抢救,患者病情有所好转,但几天后,由于术后的其他并发症,患者的病情又出现恶化。这时,患者家属不管三七二十一,就把那天的值班护士告到医院,要求医院辞退该护士。他们认为患者的病情恶化是由于那天的值班护士没有及时通知医生造成的。因为那天在抢救时,值班护士没有和他们说过一句话,也没有做过任何解释。

问题导向

从案例中我们到,患者病情出现异常时,值班护士观察及时,处理到位,操作熟练,抢救措施得当,可为什么患者还要向医院投诉呢? 在治疗过程中,护士应如何运用沟通技巧来协调各种人际关系呢?

护士是阳光下最神圣的职业,护士的语言就像阳光,温暖地播撒于她所面对的每一位患者的心田。患者是一个特殊的群体,他们需要医生、护士的关心、照顾、呵护和慰藉。护士与患者应该如何相处? 护士应该以什么样的态度与患者相处? 护士在服务过程中的言行对患者将会产生什么影响?

一、治疗性沟通概述

治疗性沟通是在医疗保健中,为促进患者康复和积极应对治疗所采用的有针对性的、以对话为主要形式的一种手段,是一般人际沟通原则在护理实践中的具体应用,其信息发出者是护士,接收者是患者,要沟通的事物是属于护理范畴以内的专业性事物(不仅限于在医院内,也包括家庭和社区的所有与健康照顾有关的内容),其目的是为患者的健康服务、满足患者的需要。

在几十年前,治疗性沟通并未得到护士的重视,多数护士只期望护理工作更程序化、具体化,认为一个好的护士应多为患者做些具体的、被患者或同行们都认可和看得见的事,而密切

与患者沟通则被看作是在浪费时间,在冒犯患者或过多地介入患者的个人生活。但随着医学模式的转变,治疗性沟通运用于临床护理已成为必然,护理工作者意识到沟通对患者的治疗会产生广泛而深刻的影响,这种沟通并不是随意的消遣行为。护理的服务对象是人,在护理过程中,评估、计划和执行措施等护理工作都是以一定的沟通方式进行的。每次沟通都会对患者产生影响。

(一)治疗性沟通的含义

目前对治疗性沟通的含义总体有广义和狭义之分。狭义的治疗性沟通,是指护理人员在进行治疗和护理操作时与患者的沟通,主要目的是为了让患者配合护理人员进行某项具体的治疗和护理操作。而广义的治疗性沟通是指通过护患之间的沟通和交谈能在一定程度上解决患者某些生物、心理、精神、社会和环境等健康相关问题。其既具有一般性沟通与评估性交谈的特点,又有区别(表4-1)。

表4-1　三种护患沟通类型的区别

项目	一般性沟通	评估性交谈	治疗性沟通
目的	以关系沟通为主。即与沟通对象建立良好的护患关系并了解沟通对象的一般资料及文化、社会背景等	以内容沟通为主。了解沟通对象的一般诊疗情况,进行护理评估、提出主要护理问题等,以利于制订护理计划或确定治疗性沟通的主题和方案等	以内容沟通为主,是为沟通对象提供与疾病诊疗、护理相关的生物、心理、精神、社会、文化、环境等认知支持等
对象	患者个体或群体	患者个体及其相关社会群体	患者个体或患同一疾病的群体
时间与地点	随时随地	约定时间与地点。在护理程序开始阶段	约定时间与地点。在护理程序实施阶段
组织形式	不限	以个体为主	个体或特定小组
主题内容	不确定。如对患者的一般问候,谈论天气、娱乐爱好、时事、一般饮食、学习和工作情况等	确定。如患者的既往健康问题和目前的健康状况,患者的遗传史、家族史、精神与心理状况、住院的主要原因、护理要求及日常生活方式、自理能力、治疗和护理术中健康状况的变化等	确定。一般是一次沟通1个主题。如入院指导、各类一般及特殊检查指导、各类手术(产)前指导、各类手术(产)后指导、各类用药指导、饮食指导、功能恢复及训练指导、心理疏导、出院指导等
发展阶段	向着相识、相知、相近的方向发展	准备、开始、进行和结束	可再借鉴护理程序5个步骤来进行

(二)治疗性沟通的原则

1. 目的原则

护患之间的沟通是以满足患者需求、促进患者康复为目的的,且有其特定的专业内容。因此,治疗性沟通应围绕交谈的目的进行。

2. 易懂原则

交谈时应根据患者的年龄、职业、文化程度、社会角色等特点,运用不同的沟通方式,使治疗性沟通的内容通俗易懂,便于患者理解和接受。

3. 和谐原则

沟通过程中应以友善的态度、礼貌的语言与患者及患者家属建立良好的护患关系,创建和谐的沟通氛围。

4. 尊重原则

护士与患者交谈过程中,应认真倾听患者的意见和建议,考虑他们的感受,尊重他们的选择,不要把护士的主观意愿强加给患者。

（三）治疗性沟通的分类

治疗性沟通可以分为指导性沟通和非指导性沟通两种类型。

1. 指导性沟通

指导性沟通是指由护士解答患者提出的问题,或者是护士围绕患者的病情阐明观点、说明病因、解释与治疗护理有关的注意事项以及措施等。指导性沟通可以充分展示护士的专业知识,而且沟通进程较快,需要的时间也少。但由于指导性沟通时,护士处于沟通指导的主导地位,因此护患之间的互动性较差,不利于患者积极主动地参与治疗护理过程。

2. 非指导性沟通

非指导性沟通属于商讨问题式的沟通。非指导性沟通有利于患者积极主动参与护理过程,有利于帮助患者主动改变不利于自身健康的行为和生活方式,帮助患者找出影响健康的有关问题。在非指导性沟通中,由于护患双方地位平等,因此具有患者参与程度高、信息获取量大的特点。但非指导性沟通需要的沟通时间较长,所以较难在护理工作繁忙时开展。

（四）治疗性沟通的影响因素

影响治疗性沟通的因素包括护士、患者、情境等多种因素,但护士和患者是其中的两个主要因素。

1. 护士因素

护士在治疗性沟通中起主导作用,护患双方能否达成有效沟通,更多地取决于护士的职业情感、专业素质和沟通技巧等因素。

（1）职业情感:是指从业者在职业活动时所产生和确立起来的内心情绪和体验,是从事这个职业的人应具备的情感。护士的职业情感是护士本人对护理职业的态度以及决定自己职业行为倾向的心理状态,主要包括对职业的热爱度、责任心以及对其社会地位的自我评价和改行倾向等方面的认知。良好的职业情感能够增强护士的职业稳定性,健全护理人才结构,优化护理人才配置。如果护士缺乏职业情感,就会表现出对患者态度冷淡,漠然视之,缺少热情和关爱,就不能从患者的需求和利益出发,容易产生护患间的沟通障碍。如患者向护士询问时,由于没有听懂护士的解释,再次提问时,得到的却是不耐烦的回答:"就这么点事,说了几遍你怎么还听不明白。"对患者的态度极不耐烦;又如护士为患者静脉输液穿刺没有一次成功时,不但不向患者道歉,反而对患者说:"你的血管太不好打了,还得再给你打一针,"对工作采取推卸责任的态度。护士在工作中缺乏耐心和对工作采取推卸责任的做法都是缺乏职业情感的具体表现,也是激惹患者产生不满情绪,甚至引起护患纠纷的主要原因。

(2)专业知识与技能:实践性强是护理专业的特点之一,护士扎实的理论功底和娴熟的操作技能是完成护理工作的基础。如果一名护士理论知识欠缺,那么在为患者提供服务时就会出现问题。如对患者进行用药指导时,就会出现对药物的作用机理或副作用说不清楚,回答患者询问健康问题时,就会出现对相关的医学常识回答不上来的尴尬局面,并因此影响护理人员在患者心目中的地位和形象。技术操作是护理工作的重要内容,是完成护理工作的重要保障。如果护士的专业技能不熟练,就不能及时、准确地完成各项护理工作,有时甚至会延误治疗和抢救时机。如抢救危重患者时不能一针见血;抢救中毒患者时胃管插不进去;为肠道手术患者做术前肠道准备时,清洁灌肠不彻底等。由于护士的知识欠缺或技术不熟练等原因,使患者增加了不必要的痛苦,也会影响患者对护士的信任,甚至影响到以后的护患沟通,如拒绝某位护士为其做处置,拒绝回答某位护士提出的问题,从而使护患沟通陷入僵局。

(3)沟通技巧:护士不仅要有良好的职业情感和丰富的专业知识,还要学会运用各种沟通技巧。沟通技巧能够增加护患间的情感交流并建立亲密关系,是建立良好护患关系的桥梁。如护士在为患者进行输液后,利用帮助患者整理因治疗弄乱的被褥和衣服的时间向患者讲述有关输液的注意事项,使患者在接受护理的同时,不仅掌握了输液中应该注意的问题,还得到了护士的照顾与体贴,这样的沟通方式就比护士单纯使用口述方式的效果要好。

2. 患者因素

治疗性沟通是否有效,除护士方面的因素外,还与患者的个人经历、文化程度、心理状态以及疾病严重程度关系密切。

(1)疾病严重程度:患者病情轻重的程度是影响护患沟通的主要因素之一。一般情况下,与病情较轻的患者或处于恢复期的患者沟通时阻碍较少;而当患者病情较重时,患者更多的是关心自己的病情进展,生命是否受到威胁,护理措施是否及时有效,医生对自己是否关心、重视等,而对护士的提问多回答较为简单或不愿回答,有时甚至拒绝回答。如一位胃大部切除术后进入恢复期的患者,他会非常高兴与护士交谈,交谈中还会主动向护士提问,对护士的提问也会有问必答。而对于一位急诊入院,需要行胃大部切除术的患者,当护士向他询问病史时,他会很不耐烦地说:"我刚才都已经和医生说过了,你怎么还来问,能不能先给我把针打上?"

(2)个人经历:个人经历,尤其是患病经历对护患沟通会产生一定的影响。患病多年的患者容易理解护士的问话,回答问题时也能够抓住重点,不会离题太远,初次患病或很少患病的患者在护患沟通时容易出现答非所问,不知如何回答,甚至回答有的问题时还会不好意思。对此,护士应该循循善诱,耐心倾听。

(3)文化程度:患者的文化程度同样也会影响护患沟通的程度与深度。文化程度高、素养好的患者容易沟通,因为他们容易理解护士的提问和接纳护士的建议。而对于文化程度较低的患者,即使是简单的问题,在理解能力方面也会出现偏差。因此,在与这类患者沟通时,对护士的语言表达、语意传递和沟通能力等方面的要求则更高。如护士对一位来自于山区,第二天要施行胃大部切除术的患者说:"你明天手术,从今天晚上开始就不要喝水,也不要吃饭。"可是第二天早上手术前,护士再次询问患者时,患者的回答则令护士哭笑不得:"我从昨天晚上开始,既没喝水也没吃饭,只喝了两杯牛奶。"因为对这位来自山区的患者来说,水就是水,就是普通的开水,所以不能喝水,但可以喝牛奶;其次,水没有营养,在山区到处都有,什么时候都可以喝,而牛奶有营养,在山区是一种奢侈品,只有生病时才能喝得到。两种不同的文化,导致两种不同的结果。

(4)心理状态:患者的心理状态也是影响护患沟通的重要因素。而患者的心理状态与疾病的严重程度、治疗效果以及家庭经济的承受能力关系密切。患者病情好转或趋于稳定时,心理状态就好,对疾病的治疗和康复就充满信心,就愿意与人交谈,此时护患交谈的效果好。而当患者病情未出现好转甚至加重时,患者的心理压力就会增加,则不愿意与他人交谈。如癌症患者在得知自己的真实病情后,会拒绝接受护士关于健康生活方式的帮助;马上要出院的患者如果突然出现病情反复时,会因突然的打击而不再相信医护人员等,从而使护患之间的正常沟通受到影响。

(5)生活习惯:生活习惯是一种长期形成的行为方式,是不容易改变的。患者从自己熟悉的家庭环境来到医院,许多生活习惯也要随之改变,如几个人同室居住,频繁的治疗处置,各种嘈杂的声响,不能按时休息,不能与家人相聚,吃不到可口的饭菜等。这些生活习惯的改变容易使患者产生心理不适应,引起情绪低落,继而影响与护患之间的沟通。

二、治疗性沟通的过程

治疗性沟通是以患者为中心的信息传递,护患双方共同围绕与健康有关的内容进行有目的的沟通,是护士为患者提供健康服务的重要途径。治疗性沟通可分为以下四个阶段。

(一)准备与计划阶段

为了使治疗性沟通达到预期效果,护士在每次沟通前都必须做好沟通前的计划与准备工作。

1. 资料准备

详细的资料准备是有效沟通的前提。交谈前应明确资料收集的范围,了解患者的基本情况。资料准备包括三个方面:一是患者的疾病情况,如躯体的症状、体征,采取过的处理措施及治疗效果等;二是患者的个人及家庭情况,如患者的身高、体重、家族史、婚姻状态和家庭经济情况等;三是患者的社会背景,如患者的文化程度、人际关系、宗教信仰和经济收入的稳定性等。详细了解患者各方面的情况,有利于治疗性沟通的进行,也有利于今后护理工作的开展。

2. 环境准备

良好的沟通环境是治疗性沟通最好的催化剂,不同的环境可以对护患沟通产生截然不同的效果。环境准备主要包括两个方面:一是要保持环境的安静,尽量减少环境中容易影响患者注意力的因素,如关掉电视或停止手中正在进行的工作等;二是为患者提供一个有利于保护隐私的环境。如患者希望与护士单独交谈时,护士应该把交谈安排在单人房间进行,便于患者能够毫无思想顾虑地说出某些不愿意被他人知道的信息。

3. 时间准备

根据交谈内容、患者的病情以及护理的情况选择交谈时间,最好选择护患双方都感到方便的时间。如护士准备为一位心肌梗死的患者进行控制情绪方法的教育时,最好将交谈时间安排在患者家属来院探视时,这样安排有利于对患者及家属同时进行健康教育,让患者家庭中的更多成员都能掌握避免患者情绪波动的知识和方法。其次,应注意避开检查或治疗的时间,尽量将时间安排在患者治疗、处置、检查结束后或时间较为充裕时。此外,还应了解患者的身体情况,根据患者的病情及身体情况安排交谈时间,对病情较重或状态不佳的患者应缩短交谈时间;对病情稳定,且想更多了解与自己健康相关信息的患者,可适当延长交谈时间。

(二)交谈开始阶段

护士与患者开始交谈时,不要过于急促,应采用礼貌优先和循序渐进的方式,给患者留下良好的第一印象。

1. 有礼貌地称呼对方

有礼貌地称呼患者,给患者一种平等、被尊重的感觉。护士可根据患者的具体情况选择不同的称呼方式,切忌直呼患者床号。对于政府官员、单位领导、企业主管等可称其职务;对在医疗、教育等岗位工作的人可称其为×教授,×老师等;对年龄相仿的同辈可以朋友相称,如小张、小王等;对年龄比自己大的长辈可称阿姨、伯父、大叔、大婶等。

2. 主动介绍自己

护士在开始交谈时,应主动向患者介绍自己的姓名、职责以及对患者应负的责任等,使患者确实感到护士在关心自己,在医院这个陌生环境里自己有了依靠和寄托。如:"王老师,你好,我是您的责任护士小王,在您住院期间,您若有什么问题可直接向我提出,我会尽力为您提供帮助。"

3. 说明交谈的目的

护士在开始交谈前,应向患者清楚地交代交谈的目的和交谈所需的时间,让患者在身体上和心理上做好准备。如王护士与一位糖尿病患者交谈:"王老师,您好,我今天主要是想和您谈一谈关于您的饮食治疗问题,以便您的饮食结构做一些合理的调整,这样对您的疾病治疗会有较大的帮助。谈话大约需要 10 分钟左右,如果没有什么不便的话,我们现在就开始,好吗?"

4. 帮助患者采取舒适的体位

为了使交谈能够顺利进行,护士应在交谈前帮助患者采取尽量舒适的体位,以减少影响交谈的不利因素。如与放置胸腔闭式引流管的患者交谈时,可让患者取半卧位。

(三)交谈进行阶段

此阶段是治疗性沟通的实质阶段。交谈中应坚持以患者为中心的原则。

1. 提出问题

提问的方式是引导交谈的一种较好的沟通技巧。如果时间允许,可选择开放式提问;如果希望得到明确的回答,可选择对提问内容有所限制的闭合式提问;如果不清楚患者的情况,可选择试探性提问;如果想得到患者的支持,可使用商量的语气。提问时应注意的四个要点:一是一次最好只问一个问题;二是提出的问题应简单明了,让患者能够应答自如;三是问题内容应符合患者的职业、年龄、文化程度、社会地位,不要让患者无法回答;四是尽量使用患者能够听懂的语言。

2. 采用不同的语言表达技巧

交谈时应根据患者的情况采用不同的语言沟通方式,详见本书第三章第一节中"护理工作中的语言沟通技巧"。

3. 注意非语言沟通

护患交谈时,护士应该关注患者的表情、眼神、手势、语音、语调等,观察患者是否表露出厌烦情绪或痛苦表情,是否需要休息。同时,护士还应注意自己的非语言行为,不要让患者产生其他不利于沟通的感觉。

4. 及时反馈

交谈的过程应该是双向的、互动的,护患双方在交谈时应注意彼此间的信息回应。首先,护士应注意观察患者是否听懂了自己想要说明的问题,是否赞同自己的意见;其次,护士对患者提出的问题要给予及时的答复,对不能及时答复的问题,应在尽可能短的时间内向患者做出回应,切不可拖延或遗忘,以免使患者因得不到答案而胡思乱想,增加心理负担。同时,还应注意反馈的内容要准确,方式要得当。

(四)交谈结束阶段

交谈的结尾和开始一样重要,顺利、愉快地结束交谈有利于建立良好的护患关系,并为今后的沟通打下坚实的基础。

1. 适时结束交谈

结束交谈既要根据交谈的计划,也要考虑当时的实际情况。在准备结束时,一般不要再提新问题。若对方又提出新问题,如果不需要马上给予解答的,可以另外再约时间。

2. 概括并核实重点内容

交谈结束前,护士应简明扼要地总结交谈内容,有交谈记录时,护士应对交谈内容进行核实。如"我们今天重点谈的是两个问题:一是……;二是……。您看是这些内容吧,还有什么要补充的吗?"

3. 预约下次交谈时间

如果需要,护士可以与患者约定下次交谈的时间和内容,如"我看您今天有些累了,我们就先谈到这里,如果您还有什么问题可以与我联系,我们另约时间再谈,好吗?"

4. 致谢

护士应该对患者的合作表示满意和感谢,如"谢谢你对我的信任和对我工作的支持"等。

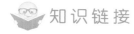 知识链接

治疗性沟通常用文明用语(部分)

1. 注射用语

"您好,请把病历、注射单和药品给我好吗?"(门诊注射室)

"现在给你做××(药物)过敏试验,需要等 20 分钟观察结果,请不要离开,也别用手摸它,20 分钟后我来看结果。如有不舒服的感觉,请及时告诉我或按传呼器。"

"请问您今天想注射什么部位(有什么要求)?"

"现在给您打××针,请您把裤子往下拉一点,我给您打针,请不要紧张,可能有一点儿酸胀感,一会儿就好。请坚持一下好吗?"

"小朋友,你叫什么名字? 阿姨给你打个针,勇敢点好吗?"

2. 输液用语

"您好,请把病历、输液单和药品给我好吗?"

"您做过××过敏试验吗?"

"您叫什么名字? 马上给您输液,输液时间较长,您需要先上厕所吗? 输液过程中上厕所不方便。"

"请伸出您的手,我为您选择注射部位。今天打这条血管好吗?"

当第一次穿刺失败时,应歉意地说:"对不起,给您增加痛苦了,再请您配合一下好吗?"

液体输上后应对患者说:"您今天输的是××药,起××作用,应注意××;如果有什么不适,或有什么需要,请您按传呼器,我会马上来看您的!"

"您心脏不好,输液速度要慢一点,请您不要自己调节滴速好吗?"

3. 治疗用语

"现在给您做××治疗,会有一点不舒服(会有一点痛),请坚持一下,很快就会做完的。"

"现在为您清洁皮肤(灌肠、抽血等),请配合一下好吗?"

"您好,现在给您按摩一下皮肤(清洁一下口腔,翻一下身体)好吗?"

"您的刀口敷料湿了,请不要着急,我马上给您处理(找医师来处理)。"

"您的治疗做完了,谢谢合作。请注意休息!"

4. 手术用语

"您好! 明天上(下)午×时给您做手术(××检查),请您记住明天早晨(中午)不要吃东西也不要喝水。"

"您叫什么名字? 马上就要给您做手术了,请躺(坐)好,不要太紧张,如果有什么不舒服请随时告诉我。"

"您不用紧张,我会一直陪着您。"

"您抓住我的手,有什么不舒服就请告诉我。"

"我们的医师都相当负责,您的手术会很顺利的,请您不必担心!"

"您的亲人都在外面等候着,他们都在为您祝福,希望您能勇敢些。"

三、治疗性沟通的应用

(一)护理操作中的人际沟通

临床工作中,护士进行护理技术操作时,应清楚、明白地向患者解释。这不仅是因为患者有知情同意的权利,也是护士义不容辞的责任。通过讲解,使患者能够理解和配合操作,并感到放心和满意。有效的解释是成功护理的重要环节。

护理操作中的人际沟通一般分三大部分,即操作前解释、操作中指导和操作后嘱咐。

1．操作前解释

（1）本次操作的目的。

（2）患者的准备工作，征询患者的意见。

（3）简要讲解操作方法，在操作过程中，患者会有什么感觉。

（4）做出承诺，使患者相信，护士将用熟练的技术尽量减轻其不适感。

2．操作中指导

（1）向患者交代具体的配合方法。

（2）使用安慰性语言，分散其注意力，减轻痛苦。

（3）使用鼓励性语言，增强其信心。

3．操作后嘱咐

（1）询问患者感觉，是否达到预期目标。

（2）必要的注意事项。

（3）对患者的配合表示感谢，询问患者有无其他需要。

示例：护理操作用语——静脉输液

李某，女，58 岁，退休教师，因发热待查急诊入院已 10 小时。

操作前解释：

李老师，早上好，昨晚睡得好吗？现在感觉怎样？您不必太担心，今天您的体温已经有所下降了，不过由于您几天都没能好好吃饭，现在我要给您输液，以增强您的抵抗力。输液时间比较长，您需不需要去一下卫生间？今天打这只手好吗？待会进针时会有点痛，不过我会尽量小心，请您放心。

操作中指导：

李老师，请您卷起袖子来。

李老师，准备进针了，请您握拳……好，请松拳。李老师，您现在还在发热，要多喝水，多卧床休息，可以吃一些清淡、易消化的稀饭、面条。

操作后嘱咐：

李老师，液体已经给您输上了，谢谢您的配合。现在您有什么不舒服吗？输液速度已经调好，请您不要随意调节，您的手活动时要小心，以免药液外渗。

您还有什么需要吗？我把呼叫器放在您手边，如果有事请按呼叫器，我也会常来看您的，请您安心休息。

（二）护理教育中的人际沟通

1．个别教育

个别教育又称个别谈心，是最有效的口头宣传方式，具有随时随地、简便易行、针对性强、反馈及时等特点。

进行个别教育前应尽可能了解患者的一般情况，在建立一定的感情后，再谈实质性问题。在教育过程中护理人员要充分运用语言技巧，在语言的运用方面努力做到"十要"：语言要正确、语言要准确、语言要明确、语言要有逻辑、语言要朴实、语言要丰富、语言要精练、语言要纯洁、语言要生动、语言要谐美。

2. 健康咨询

健康咨询是以问答形式传播健康知识、解难释疑、指导健康行为的有效方法,其特点是方便灵活,沟通顺畅,信息损失少,沟通效果好。

从事健康咨询工作的护理人员应有较高的思想素质、专业素质及良好的语言表达能力。对于患者提出的问题,要给予明确答复,涉及医学理论的尽可能深入浅出、通俗易懂,使患者对所持疑团犹如冰释雪融,清楚明白。当遇到一时解释不清或回答不了的问题,切不可为顾及面子而敷衍塞责,含糊应付,可先对患者解释:"您提的问题我现在不是特别清楚,等查阅了相关资料我再给您答复,行吗?"

3. 专题讲座

专题讲座是就有较普遍意义的某个健康问题进行的健康教育活动,具有针对性强、目的明确、内容突出的特点。

承担健康知识专题讲座的护理人员,除了自身要有系统、全面、扎实的理论基础和良好的心理素质之外,还要懂得一些授课技巧。其中最为重要的语言技巧如下。

(1)巧妙设计开场白:开场的方式很多,如提问式,即直接用问题使患者陷入思考,以求甚解;新闻式,即引用与专题相关、社会反响较大的新闻事件引起患者的重视。

(2)熟练运用语言技巧:要使讲座达到预期效果,在语言表达上必须具有一定的技巧。其要点可用一个英文单词来概括,即 RIVER。该词词意是希望语言如河流一样流畅,事实上,这是五个语言要点的英文字头的缩写。即:①速度(rate),语速过快,使人没时间对信息进行消化吸收,语速太慢容易让人昏昏欲睡,应根据讲座内容、患者反应对语速进行调整。②语调(inflection),讲座的吸引力在一定程度上依赖于抑扬顿挫、起伏多变的语调,护士要通过语调的变化来强调重点,突出主题。③音量(volume),声音要洪亮,让所有患者能够听到。④吐字清晰(enunciation),口齿要清楚,吐字清晰,不要吞音。⑤停顿(rest),停顿是对内容进行划分的重要方法,但要掌握好停顿的时间,并注意停顿时不要有"啊""嗯"等习惯语。

(3)画龙点睛的结束语:好的结束语收尾有力,令人回味无穷。如呼吁式的结束语可激发患者的热情;选用名言警句作为结束语可再次点明主题,增强说服力。

4. 座谈会

座谈会是一种带有讨论性质的口头教育形式,它的特点是人数较少、精力集中、针对性强、可及时反馈信息。

护理人员在主持座谈会时的职能主要是组织、协调和引导。会前护士要做好各方面的准备;要有明确的、贯穿始终的中心议题;要具备消除座谈会中讨论障碍的技巧;要能最终把大家的意见归纳起来,做出正确的结论,对与会者予以鼓励和鞭策。

示例:糖尿病门诊健康咨询

护士:大爷,早上好,您需要咨询什么问题?

患者:医师说我是糖尿病,让我戒烟,我不明白糖尿病为什么要戒烟?

护士:哦,是这样的。因为香烟中的主要成分是烟碱,它会增加我们体内的一种激素——肾上腺素的分泌,导致血糖升高;同时烟碱还会使心率加快、血压升高,使供应心脏血液的冠状动脉血流量减少,加重病情,所以您最好能够戒烟。

患者:我还听人说糖尿病患者不能多喝水、多吃饭,可我老觉得口渴、肚子饿,怎么办?

护士:大爷,我们先说喝水的问题。有人认为糖尿病就是喝水多、小便多,所以就控制饮水。这其实是很危险的。由于糖尿病患者的血糖比较高,小便时尿中会带走部分水分,引起体内水分相对减少,引起口渴感,这是一种人体的自我保护现象。如果不补充水分,会造成血糖过高无法排出体外,可能导致一些严重后果,因此除了一些特殊情况外,一般都不必限制饮水。另外,糖尿病患者的确需要限制饮食,当您觉得饿时,可吃一些低热量、高容积的食物,比如西红柿、黄瓜等,平常多吃粗粮代替细粮。只要控制得好,糖尿病也没什么可怕的。

患者:我明白了,谢谢你,姑娘。

护士:不用谢,您如果有什么不明白的,还可以来找我。

患者:好的,再见。

护士:再见,您慢走。

第三节　护患冲突的防范与处理

案例导入

王女士,54 岁,因上呼吸道感染,到门诊输液室输液。刘护士及时接待了王女士,并顺利完成了静脉穿刺,帮助其调好滴速后,刘护士告知王女士相关的注意事项,并说明了不要自行调整滴速。但当刘护士再次巡视时发现患者擅自调快了滴速,于是立即进行了调整,并说道:"我刚才不是跟你说了吗,不要自己调滴速,太快的滴速会加重心脏的负担,对你不利的。"王女士说:"不会有什么事的,我以前输液都是滴这么快,我也没出过什么事,我还有事要办,我等不了那么久,不要调慢我的滴速。"刘护士一下急了:"你如果出什么事,我可不负责任。"王女士也一下提高了声音说:"你这护士怎么这样说话,我能有什么事,你这是在诅咒我,你这是什么态度,我要去投诉你!"就这样,王女士与刘护士争执了起来,直到护士长赶到,进行了沟通和协调,使刘护士意识到自己没有从患者的角度去分析和解释问题,令患者不理解,同时,王女士也认识到误解了护士的好意,自己语言太过激,双方都表示了歉意和理解。

问题导向

护士小刘在处理问题时缺乏耐心,简单化处理问题。刘护士与王女士发生的冲突,属于哪类冲突? 如果你是当班护士,你会采取什么方式与患者沟通?

从上述案例中,我们看到了护患交往过程中,冲突的发生不仅影响良好的护患关系的建立,而且还会影响正常医疗护理工作的进行及患者的康复,那么什么是护患冲突呢? 哪些原因会导致护患冲突呢? 在护患交往过程中,怎样避免护患冲突呢? 如果发生护患冲突时,护士应该掌握哪些处理技巧呢?

一、护患冲突概述

护患冲突是在护患关系的基础上,在医疗过程中,对医疗方案、医理的认识、医疗后果等产生的歧义和矛盾,从而引起双方的情绪过激、误解,甚至上升为医疗纠纷的社会现象。随着我国医疗制度改革的不断深入以及人们对自我保护意识的不断提高,越来越多的人在就医过程中维护自身的权益,从而对医护人员的职业道德、技术水平及服务质量提出更高的要求。由于受惯性的工作流程制约及个别护士的服务意识相对滞后,往往导致护患冲突。近年来,护患冲突明显增多,护患矛盾成为社会焦点。因此,怎样不断改进护理工作,尽量减少或避免护患冲突及出现冲突后如何正确处理成为当务之急,需引起广泛地关注。

(一)护患冲突的主要类型

1. 责任性冲突

护士工作责任心不强,工作态度较差或违反操作原则,造成医疗事故,给患者带来经济和生命的损失,甚至死亡,导致护患冲突。

2. 技术性冲突

主要是由于护士专业能力较低,技术水平较差,造成患者器官功能损伤或非正常死亡等不良后果,导致护患冲突。

3. 道德性冲突

由于护士的服务态度恶劣、语言生硬、对患者冷漠、没有及时满足患者的合理要求,导致冲突的发生。

4. 经济性冲突

在当今普遍认为药价高、医院收费贵的情况下,患者的消费和维权意识增强,对医院的收费质疑,有的患者及家属寻找理由和借口,与护士发生冲突。

5. 恶意性冲突

恶意性冲突是指个别护理人员利用护士职业特权故意伤害患者,使患者的身心受到不利影响,以达到报复的目的。故意伤害患者表现形式多为不及时给患者治疗;不及时更换床单;故意不按操作规程操作。这种恶意性侵害行为,为国家法律所不容。虽然此类冲突多为个别现象,但性质恶劣,对护理人员形象影响很大。另一方面也有一少部分家属对医院故意挑衅,提出无理要求等,造成护患恶意冲突。

6. 认知性冲突

认知性冲突主要是患者对医疗护理知识了解不够,或者对疾病的治疗和护理中的问题,护士没有预先告知患者或者解释不太清楚,简单敷衍而造成的冲突。

(二)护患冲突的主要原因

1. 沟通不良的原因

护患之间、护士与医师之间、护士与护士之间缺乏有效正确的沟通,会引起冲突。

例如:患者张某,因胆囊结石住院准备手术,护士小梅对其进行入院处置后,就去做其他事情,未向患者交代医嘱(第二天早晨七点抽血做化验),而患者想现在不输液,正好回家取点东西,明天再来,结果没请假就回家了,第二天8点来院,夜班护士小王批评了患者,说为什么不请假就回家,把检查给耽误了,受了批评的患者很委屈,说是护士没交代清楚,并说不能收这天的床位费,而引发了冲突。

2. 关系的原因

此类冲突体现在人与人之间的尊重、控制、归属等方面，每个人都有自尊和荣誉感，在人际交往中维护着自己的人格、尊严。一个人在和别人的交往中如果不尊重他人，炫耀自己，目中无人的话，肯定在交往中陷入僵局。因此，必须以礼相待，尊重别人，这样别人才会尊重你，关系才会融洽，才不会发生冲突。

例如：某患者认为自己住院花钱，护士理应为自己做好服务，于是把护士当作仆人使唤，不管护理人员的工作是否繁忙，都要招之即来，稍有怠慢便横加指责甚至谩骂，甚至有时还把对医院所产生的不满意发泄在护士身上，这很大程度上伤害了护理人员的自尊心和积极性。

3. 利益的原因

因利益发生冲突的很多，利益分个人利益、集体利益；当个人与个人、个人与集体、集体与集体之间的利益出现矛盾，就有可能发生冲突，使关系变得紧张。

例如：某女性患者经查体发现宫颈包块，入院当天医生询问其病史，患者诉无特殊病史。入院后行常规术前检查后行宫颈癌根治术，术后患者入睡困难。医生追问其病史后，患者诉6年前患情感性精神障碍，患者以维护家庭和睦为由，要求医生对其家属及单位保密，并要求医生与之签订隐瞒病史同意书，医生、护士拒绝签署同意书而引发冲突。

4. 个性差异，认知的原因

由于人们的社会背景、文化层次、工作经历、人生经验等存在差异，看待事物的观点，处事方法、原则是不同的，对事物的看法评价也是不相同的，往往因个性差异、习惯不同在交往中发生冲突。

例如：某患者在护士站吃力地打电话给自己家人，可能是家里人不在，连拨了几次都无人接听，这时一名护士好心对他说："您留下电话号码，回房休息，稍后我给您打通了，喊您接。"可这个患者是一个性格孤僻的人，对任何人办事都不放心，对谁都存在戒备心理，听到护士的话，他认为护士肯定有什么目的，于是将护士骂了一顿，反而说："要你打？我连电话都不会打吗？"

二、护患冲突的防范与处理

（一）一般护患冲突的处理

1. 首因效应

端庄的仪表、饱满的精神面貌、良好的行为举止、文明优雅的谈吐、熟练的操作技能给患者留下良好的第一印象，为取得患者的信任和建立良好的护患关系奠定基础。

2. 提高护理质量

改善护患关系的核心问题就是提高护理质量。患者就医最关心的就是自己的疾病能否治愈，所遇到的医生、护士是否有精湛的技术和丰富的知识，是否能得到精心的治疗和护理。因此，要取得患者的依赖和配合，护理人员必须加强学习，钻研业务不断提高知识水平和操作技术，为患者提供及时、优质的护理服务。

3. 人文关怀

护理工作中，应以同理心对待患者，做到换位思考，友善的态度、温馨的笑脸、温和的举止、亲切的语言会调动患者积极乐观的情绪,减轻患者的心理负担,赢得患者的信任和尊敬。

4. 耐心倾听

倾听是与患者保持良好沟通的重要环节。对年老、年幼、危重、手术的患者来说倾听尤为重要。在交谈过程中,应全神贯注地倾听患者的心声,了解患者的真实想法,对患者不理解的地方予以耐心解释。

5. 沉着冷静

在护患之间意见出现分歧,或出现护患纠纷时,应保持冷静,切勿激动,避免出现伤害患者的语言而导致矛盾激化。

6. 机智友善

遇到患者诘问、责难时,护理人员要思维敏捷,机智应付,切不可用以牙还牙的办法对待患者。可巧妙运用幽默的语言和通俗的生活用语,拉近双方的距离,化难为易同时应该诚恳地接受患者的正确意见,改进工作,让患者满意。

7. 求同存异

护患双方因各自的观念不同,会产生不同的看法。对谈话内容有异议、观点不一致时,可采用求同存异的方法进行处理。只要不妨碍治疗、不违反规章制度,对不同的观点,可等患者冷静后再委婉地表达自己的意见。

8. 维护患者权利

护理人员应以认真和慎重的态度维护患者的"参与权"和"知情权",使患者对于自己的治疗、护理方案和医疗费用心中有数。只有这样,医务人员才能在医患、护患权益差异的矛盾中发挥积极的主导作用。

(二)特殊护患冲突的处理

1. 与愤怒患者的沟通

当患者发怒并指责护士时,护理人员首先要冷静,倾听患者的感受,从患者的角度理解其心情,然后安抚患者,帮助患者分析原因,认真对待患者的意见和要求,正确引导患者,解释并消除其中的误会,采取有效的措施,在不违反原则的前提下,尽力满足他们的需求。

2. 与抱怨患者的沟通

这类患者对别人要求高,对周围的一切都抱怨。一般来说,患者认为自己患病后没有得到重视和同情,从而以苛求的方法来唤起别人的重视,特别是长期住院的患者。护理人员应理解患者的行为,多与患者沟通,满足患者的合理要求。

3. 与悲哀患者的沟通

患者在悲哀时,应允许其充分表达自己的情感,尽力为患者创造安静的休养环境让其尽情发泄内心的不畅。护理人员应用鼓励发泄、倾听、移情、沉默、触摸等技巧对患者表示理解、关心和支持,尽可能理解、帮助患者,使其恢复平静。

4. 与沮丧患者的沟通

当患者经历了长期的疾病折磨,多方求医而疗效不佳时或者当患者丧失了工作能力,在经济、事业、生活等方面发生困难时,特别是得不到家庭、单位的支持时都会出现沮丧的情绪反应,如悲观、失望、冷漠、孤独等,对于此类患者,护理人员应从患者的角度,换位思考,想一想

"如果我是他又会怎么样?"应给患者更多的理解和同情,尽量避免冲突的发生。

5. 与病情危重患者的沟通

病情危重的患者,身体处于极度虚弱状态,应尽量减少交谈。交谈时,语言应精简,时间宜短,多用非语言行为传递信息。对意识障碍的患者,也应注意使用轻声细语或触摸的交流方式,以刺激唤醒或满足患者的交流需求。

6. 与感觉缺陷患者的沟通

患者感觉下降或丧失会给沟通带来影响,护理人员应学会与此类患者的沟通。如对听力障碍者,说话时应尽量让患者看到自己的脸和口,用手势、表情来提高沟通效果,或用书面语言、直观的视物(图、实物)等与患者沟通,交谈中可略提高声音;对视力不佳者,在走近或离开患者时,都要告诉患者,及时对患者所听到的声音做出解释。可用触摸的方式,让患者感到护士的关心。尽量避免或减少使用患者不能感知的非语言信息,对因看不见而遗漏的信息内容应尽量给予补充;对语言障碍者,因对方无法表达而尽量使用一些简短的句子,也可以用非语言来回答,给对方充分的时间,态度要缓和,不可过急,也可用文字交流;与不合作患者的沟通,此类患者表现为不遵守医院的住院规则,不愿意与医务人员配合,不服从治疗、护理等。由于患者不合作,护患间可能会产生矛盾,引发冲突。与不合作的患者沟通时,护士应主动与患者沟通,了解患者不合作的原因,并帮助患者寻求解决方法,使患者能正确地面对现实,积极地配合治疗和护理。

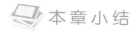 本章小结

一、本章提要

1. 本章主要论述了围绕服务对象的治疗及护理过程中所形成的人际关系、影响因素和主要策略等内容,重点论述了护患关系的基本模式及主要特征。通过本章的学习护士要能够根据患者病情的变化,适时地调整与患者的沟通模式;在与患者沟通不良时,能够找到影响因素和干预措施,维护和建立良好护患关系。

2. 护士的职业行为是具有一定的目的性的,在为患者治疗和护理操作过程中,沟通也是按照一定的方式进行的。护士应了解治疗性沟通的目的、原则、影响因素,重点掌握治疗性沟通的过程以及在护理操作和健康教育中的具体应用。

3. 本章重点介绍了护患冲突的概述及分类,从沟通不良的原因、关系的原因、利益的原因和个性差异、认知的原因四方面来分析产生护患冲突的原因,最后总结一般护患冲突和特殊护患冲突的处理方法。

二、本章重、难点

1. 护患关系的三种基本模式。

2. 治疗性沟通的过程与应用。

3. 护患冲突的防范与处理。

课后习题

一、名词解释

1. 护患关系　2. 护患技术性关系　3. 治疗性沟通　4. 指导性沟通　5. 护患冲突

二、填空题

1. 在护患关系的内容中，_____关系是护患关系的基础

2. 治疗性沟通在准备与计划阶段应做的准备工作包括：资料准备、_____和_____。

3. 在与听力障碍的患者进行沟通时，护士在说话时应尽量让患者看到自己的脸和口，用_____和_____来提高沟通效果。

三、选择题

1. 患者，男，67岁，大学教授，因高血压住院治疗，适用于该患者的最佳护患关系模式为（　　）

A. 指导型　　　　　　　　　　　　B. 被动型

C. 共同参与型　　　　　　　　　　D. 指导-合作型

E. 主动-被动型

2. 患者，女，65岁，因COPD入院，病情较重，现卧床休息，神志清醒，为该患者进行护理时应采取的模式是（　　）

A. 主动型　　　　　　　　　　　　B. 被动型

C. 共同参与型　　　　　　　　　　D. 指导-合作型

E. 主动-被动型

3. 下列有关护患关系基本模式的说法，错误的是哪一项（　　）

A. 护患关系的行为模式，依据护理人员和患者双方在共同形成的人际关系结构中各自所具有的心理方位、所发挥作用的程度等特点的不同而划分的

B. 主动-被动模式的特征是"护理人员教会患者做什么"

C. 主动-被动模式过分强调了护理人员的权威，忽略了患者的主观能动作用

D. 主动-被动模式适用于意识丧失的患者（如全麻、昏迷）、婴幼儿护理时的护患关系

E. 主动-被动型模式是一种最常见的单向性模式

4. 下列有关护患关系中常见问题的说法，错误的是哪一项（　　）

A. 护士与患者在诊疗护理过程中的角色模糊或定位不当会造成护患之间出现冲突

B. 护患之间涉及权益纠纷时，护士应倾向于医护人员的利益

C. 护患之间出现责任冲突时，需要通过护理人员发挥主导性角色功能，通过沟通使双方取得一致

D. 医护人员之间习惯于用专业术语进行交流，这样护患之间也容易造成误解

E. 护患冲突是由于个体或群体彼此知觉到对方阻挠或将要阻挠自身利益的实现所引起

的直接对立的社会行为

5. 下列哪项不是治疗性会谈的计划和准备阶段的内容( )

A. 全面了解患者的情况 　　　　　　B. 向患者介绍自己

C. 选择合适的会谈时间 　　　　　　D. 确定会谈的内容

E. 准备好会谈的环境

(6~8 题共用题干)

患者,女,81 岁,退休干部。冠心病住院治疗,住院前 3 天与护士们关系融洽。第四天护士张某在为其进行静脉输液时,静脉穿刺 3 次均失败,更换李护士后方成功。患者非常不满意,其女儿向护士长抱怨。从此,患者拒绝张护士为其护理。

6. 针对此患者的特点,最佳的护患关系模式为( )

A. 指导型 　　　　　　　　　　　　B. 被动型

C. 共同参与型 　　　　　　　　　　D. 指导-合作型

E. 主动-被动型

7. 护患关系发生冲突的主要原因是( )

A. 角色压力 　　　　　　　　　　　B. 责任不明

C. 角色模糊 　　　　　　　　　　　D. 信任危机

E. 理解差异

8. 护患关系冲突的主要责任人士( )

A. 患者 　　　　　　　　　　　　　B. 张护士

C. 李护士 　　　　　　　　　　　　D. 护士长

E. 患者女儿

四、问答题

简述促进良好护患关系的方法与策略。

五、案例分析

接到急诊室电话通知有位急性胰腺炎的患者急诊入院,护士做好了一切准备工作迎接患者入院。患者被抬进病房,面色苍白,大汗淋漓,非常痛苦,急需手术。此时,护士面带笑容地对患者家属说:"请不要着急,我马上通知医生为患者检查。"说完不慌不忙地走了出去。

试分析:①指出护士在接诊过程中身体姿势的不妥之处。②护士采取这样的接诊方式会造成什么后果? ③假如你是值班护士,面对这个案例你将如何处理。

(尹雅娟)

第五章　护士与医院工作人员的关系沟通

 学习目标

1. 掌握护际关系沟通影响因素;护际关系沟通的技巧与策略。

2. 掌握护士与护士长关系沟通影响因素;护士与护士长关系沟通的技巧与策略。

3. 掌握实习护士与带教老师沟通影响因素;实习护士与带教老师关系沟通的技巧与策略。

4. 掌握医护关系模式;医护角色期待以及影响因素和改善医护关系的技巧和策略。

5. 熟悉护际关系概念、类型;护理人员与医院其他工作人员的沟通技巧。

第一节　护际关系沟通

 案例导入

　　一天下午,一名 3 级高血压患者因"间断头晕 3 天"入院。入院后测血压 160/100 mmHg。医生开出临时医嘱"硝苯地平控释片 30 mg 口服",同时开出长期医嘱"硝苯地平控释片 30 mg 口服,1 次/天"。王护士将临时降压药发给了患者,协助患者服下,嘱咐其卧床休息。下午 6 时,从药房取回长期口服药后,小夜班护士小李又将降压药发给了患者,并帮患者倒好温水,协助服下。患者犹豫了一下,但小李并没有在意,她认为看着患者服药是最负责的表现。没想到晚上 8 时为患者测血压,发现患者血压很低,连测两遍都很低,患者主诉有轻度头晕。随即询问患者并查看医嘱本,才发现患者今天下午服用了两次降压药。她立即报告值班医生,严密观察血压变化,2 小时后患者血压逐渐升至正常。但家属对此事不满,要求追究护理人员责任,但王护士与李护士因私人原因关系不和,两人相互推卸责任,最终由院领导出面解决。

问题导向

　　王护士与李护士没有认真地进行交接班,导致了患者服用了两次降压药,引起了低血压。引起此事件的原因是什么? 护理人员为什么相互推卸责任?

　　从上述案例中可以看出,护理人员之间的关系不仅会影响到自己的心情,更重要的是会影响到患者的安全、影响到护理工作。什么是护际关系呢? 哪些因素会影响到护际关系? 在护际交往过程中,需要哪些技巧与策略呢?

一、护士与护士的关系沟通

（一）护际关系概念

护际关系是指在医疗护理工作中，护士之间的人际交往关系，是护理人员人际关系中一个重要的组成部分。保持良好的护际关系，不仅有利于护理人员自身的身心健康，而且有利于护理人员之间的团结协作，对促进护理程序的贯彻实施，为患者提供安全优质的护理，都有着十分重要的作用。为了使护理人员有一个融洽、愉快的工作环境，为了使患者的疾病早日康复，护理人员必须具备相应的护际沟通技巧。

（二）护际关系影响因素

1. 年龄因素

（1）不同年龄层次护士有其自身的一些特点。如年轻护士求知欲强，积极主动，希望得到重视，有进修的机会；高年资护士希望以自己的临床经验和所掌握的知识得到大家的普遍认可，能够充分发挥自己的优势和才能，同时希望工作的压力不要太大，节奏不要太快。

（2）不同年龄护士有时还会产生代沟。如高年资的护士不能理解年轻护士的一些新思想、新行为、新言语；年轻护士会认为高年资护士按部就班，工作太刻板。

（3）由于工作性质、工作量方面存在差异，年轻护士会因自身工作量大，从事常规工作而没有成就感，对高年资护士有负面的不服情绪。

2. 学历因素

护理学科的教育体制呈现多层次化，中专毕业生、大专毕业生、本科毕业生、硕士研究生以及博士研究生，都同样进入临床工作。高学历的护士因理论知识更扎实和科研能力更强的优势，与低学历护士做同样的工作心理有所不平衡，自感无任何价值；而低学历护士对高学历护士同样也存在一些想法，有的则对他们不以为然，有的则有一定的自卑心理。这种不平等的心理有碍于沟通的顺利进行。

3. 性格因素

每个工作团队都包含着形形色色的人员。护理工作队伍以女性为主，敏感、奔放、热情、冷漠、外向、内向等各种不同类型性格均有。外向性格的护士做事干净利落，忍受不了为人处事拖拖拉拉或慢慢悠悠的工作方法；而内向型的护士则可能不习惯于外向型护士的大呼小叫、大大咧咧、说话耿直。因此，相互不能忍受对方的性格、脾气，也不利于沟通的顺利进行，反而矛盾会更加激化。

4. 待遇问题

非在编护士与有编制护士在待遇上同工不同酬，有许多非在编护士已成长为护理骨干，各方面表现比在编护士更优秀，但其福利待遇却比在编护士差，职称晋升也无法进行。这种结果也导致护理人员之间不可调和的矛盾。

5. 生理和心理状况的影响

护理人员的生理周期变化、年龄的增大、婚恋、家庭压力等生活事件压力，以及生理疾病、心理疾病、子女上学、老人照顾、房价的上涨等问题都会影响护理人员的情绪，导致矛盾发生。

（三）促进护际关系的策略和技巧

1. 创造和谐民主的人际氛围

护际沟通是以相互帮助和相互理解为前提，所以护理人员之间需要互相帮助，互相学习，取长补短。年轻护士要虚心向高年资护士学习，多讲奉献精神；高年资的护士要耐心帮助年轻护士掌握正确的护理方法和操作技巧，做好传、帮、带工作。各类护理人员之间要多一些宽容，多一些理解，少一些挑剔，少一些斥责，共同创造和谐民主的人际氛围。

2. 创造团结协作的工作环境

护理工作繁重琐碎，中间环节多而又连贯性强。一系列护理任务的完成不仅需要护理人员个人良好的综合素质，还需要护理人员之间协调运转。例如，一名瘫痪患者在住院期间有可能会发生压疮现象，为了避免这种现象出现，需要各班护士的精心照料，做好交接班工作，光靠一名护士是不行的。护理人员之间既要有分工又要团结协作，每个护士的工作都不可能单独完成，必须有其他护士的支持配合。在完成本班工作的同时为下一班工作做好准备，创造团结协作的工作环境。另外，如何对待和处理护理工作中的差错问题，通常是影响护际关系的主要因素。一个识大体、顾大局、修养好的护士应该敢于承担责任，而不是推卸责任，更不能嫁祸于人。

3. 建立完善的管理体系

严格交接班、查对制度等，力争在用人制度上做到任人唯贤，挖掘其潜力，充分调动其工作积极性，护理人员要明确自己的职责。用人单位应给予非在编护理人员应有的尊重，在福利待遇、保险、晋升等方面免除她们的后顾之忧，淡化聘用制身份，重视工作业绩等。

二、护士与护士长的关系沟通

在临床护理工作中，护士长在护理团队中起着非常重要的作用，在应急事件中，护士长是解决问题的关键。护士长如何看待护士，以及护士又如何与护士长进行沟通与交流呢？

（一）护士长定义

护士长是医院护理队伍中的基层管理者和组织者，是科室护理工作的具体领导者和指挥者。科室护理质量的高低与护士长本身的素质和管理水平有直接的关系，其工作优劣、素质高低、能力大小将会直接影响到医院的护理质量和管理水平。护理管理是医院管理的重要部分，护士长是护理管理工作的主体。

（二）影响因素

1. 护士方面

护士在与护士长沟通时，也希望与护士长建立良好关系。护士往往对护理管理者的期望很高，认为护士长应该是业务知识最强、人际关系最好，能够充分体谅下属，能够在各方面对自己进行帮助和指导，公平地对待每个护士，为每位护士提供更多学习、进修的机会。不同年龄层次的护士有其自身的一些特点，例如老年护士希望得到护士长的尊重，并能够根据他们的身体情况和工作经验分配适当的工作；中年护士希望得到护士长的重用，在工作中能发挥他们年富力强的优势；年轻护士求知欲强，工作积极主动，希望得到重视和培养，能有更多的学习和进修机会。

但是,当期望无法达到时就会产生失望心理,如遇到科室工作忙或特殊情况时,护士长会安排护士加班,这时候也可能会与护士的自身安排起冲突。护士自身若把护士长看成高层人员,对其有畏惧心理,就会限制彼此之间的沟道。

2. 护士长方面

(1)职位因素:护士长更注重护理工作绩效管理,为了保证工作质量,对护士及护理工作严格要求,希望护士具备较强的工作能力和较强的责任心,能按要求完成各项工作;希望护士服从管理,支持护士长工作,从而忽视了对护士的人文关怀。然而,护士长对自身管理地位的过分注意也会无意识地拉开自己与下属之间的距离。同时,护士长希望护士具有较好的身体素质,能够胜任自己的工作,并处理好家庭与工作的关系,全身心投入工作当中。因此,护士长在与护士的关系沟通中,要明确了解双方的期望并努力达到,这样才能形成良好的关系。

(2)公平因素:护士长管理技能的公平性包含排班公平、休假安排公平、奖金分配公平等。临床护理工作繁重,人员少,工作量大,而护士最关心的问题就是护士长排班问题,排班能不能体现公平化、人性化和合理化。

(三)护士与护士长沟通技巧与策略

1. 建立团结协作的工作关系

各层次护士与护士长之间应该相互体谅,相互支持,护际之间自然会形成一种团结协作、和谐向上的工作氛围。护士长对各层次护士应该做好传、帮、带工作,创造良性竞争环境。

2. 提高自身水平与素质

护理人员应具备夯实的理论基础,娴熟的操作技能以及良好的沟通能力。护理人员应该了解自己,认识自己,把握自己,对自己有正确的了解与评价,学会管理好自己的情绪,达到平心静气、以理服人的心境。在工作过程中,要多理解护士长,做她(他)的好帮手,护士不要总站在自己的立场,对护士长提出过分的要求。要理解护理管理者工作的难处,尊重领导,服从管理。

3. 提高管理水平

护士长作为护际关系的核心人物,要以德服人而不是以权压人。应该以身作则,严于律己,知人善用,处事公平,充分信任护士,了解每位护士的个性特征和特长,一视同仁,做好帮助、指导、协调及引领工作,尽可能用非权力性影响力感染下属,使之心甘情愿为科室的目标而努力。

4. 把握护士长的公平性

护士长应该做到排班模式化、休假制度化、奖金分配、考核细则标准化。排班模式化,避免了护士长排人情班,约束了护士长的排班权利;制定合理的休假制度,是护士长人性化管理的重要体现,同时规范了护士长的管理行为;护士长执行考核的公正性程度不高,直接影响护士工作积极性的调动。因此,将考核细则标准化,避免了护士长考核时戴有色眼镜看人,做到有理有据,公平公正;奖金,其目的在于对员工进行激励,促使其继续保持良好的工作势头,奖金分配制度标准化,限制了护士长奖金分配的随意性,保障了分配制度的公平性。

护士与护士长之间的工作关系,直接影响着护理工作的满意度。护士工作满意度越高,工作积极性和责任心就越强,这有助于提升他们的护理质量。通过运用恰当的沟通方式、增加管理的公平性和利益分配的透明性来提高护士长的管理技能;提高护士长的个人素质,长期坚持,护士长的管理风格就会深入全体人员的认知中,从而赢得护士的支持和信赖,增加凝聚力,为患者提供优质护理服务。

 典型案例

一场虚惊

一天清晨,早交班完毕后,大家紧张而有序地准备开始一天的工作。突然医生找到护士长说:"患者反映护士发错药了,你马上核实一下吧!"护士长惊了一下,问道:"什么时候的事情?"医生说:"刚才查房,8床患者跟我说昨天中午发的药。"护士长先问:"患者有没有什么不舒服?"医生说:"没有。"查看医嘱:8床,螺内酯,口服,每日2次。护士长随即与发药的杨护士进行核实,发现杨护士工作上并没有错误,随后又跟患者进行了沟通,弄清楚了事情的始末。

8床患者是一位心力衰竭的老奶奶,85岁,别看年龄大,但是头脑特清楚。医生下达的长期医嘱是,螺内酯,口服,每日2次,并标明早上、中午服药,可是为了避免影响患者睡眠,晚上禁用该药物。药房摆长期口服药是一次一袋,早、中、晚分开,但是摆药机默认的时间是每日2次,早、晚各1次,药袋上打印很清楚,杨护士中午接到医嘱发药时,没有用笔纠正药袋上的"晚",也未向患者解释,老奶奶看见了,就以为药发错了。护士长听完,当场给患者做了解释,并把医嘱拿来给老人看,她看完后也松了口气。护士长带着杨护士向患者道了歉,并向医生做了解释。同时,安排责任护士查看有没有其他类似情况。

三、实习护士与带教老师的关系沟通

在临床护理工作中,实习护士与带教老师的沟通也十分重要,实习护士与带教老师之间沟通欠缺就会导致医疗事故的发生。那么影响实习护士与带教老师之间沟通的因素有哪些? 如何实现实习护士与带教老师进行良好的沟通呢?

(一)临床实习的含义

临床实习是学校教育的深化和延续,是将理论知识转化成临床实践的过程,其中实习护士的人际沟通是护理教育的重要组成部分,是护理人员学生职业训练的基本技能之一。在实习过程中,学生要提高临床实习效果,把学校学到的理论知识正确应用于临床实践,了解自身的工作心理特征,借助人际沟通能力推动理论知识在实践中的应用,提高操作技能,完成职业教育中最重要的阶段。

(二)影响因素

1. 角色不适应

实习护士在进入病房前,对临床护理工作充满好奇,在接触护理工作后,有的实习护士对护理工作的平凡感到失落;有的实习护士认为护理工作太过辛苦而感到不习惯;有的实习护士虽理论成绩不错,但在工作中,常出现操作忙乱,甚至因过于紧张而违反无菌操作规程。如在给患者进行静脉穿刺时,无菌观念不强,取用棉签时常将附带出的棉签再次放入袋内,造成污染,一旦受到老师指责,做其他操作就更显紧张,从而出现惧怕,不敢与老师多做交流。

2. 环境不适应

实习护士从学校到医院,学习环境发生了很大的变化,对医院的组织结构、科室布局、规章制度等都不熟悉,对自己的职责和工作程序还不太清楚,面对全新的环境感到不知所措,产生紧张和焦虑情绪。另外,作息制度的改变也令很多实习护士感到劳累、不适应。

3. 心理承受能力差

有的实习护士遇到操作考试或急救时,表现慌乱,甚至不知所措,在操作失败或考试成绩不理想时,担心受到指责,并感觉羞愧,以致出现焦虑、紧张情绪,从而影响沟通效果。

4. 青年特有心理特征

青年时期,有着较强烈的好奇和渴望尝试的欲望,自我意识增加,开始注重自己的行为是否被人喜爱或讨厌,加之好面子心理,不敢大胆表达自己的见解或提出异议,既有自我实现心理,又担心对各种护理操作技术不熟练,存在着矛盾的心理,导致对许多问题一知半解,机械地执行医嘱或听从老师吩咐,不主动请教老师而失去进一步学习和提高的机会。

5. 患者认可度低

现在人们的维权意识特别强,对医疗护理的服务要求也越来越高。实习护士操作不够熟练,举止胆怯,常导致患者不满,甚至拒绝,这在一定程度上会导致实习护士的心理压力大。

6. 职业素质欠缺

医疗形式的严峻以及工作压力越来越大,导致实习护士专业思想不牢固,缺乏相应的责任心、奉献精神。

7. 临床教学情况

带教老师水平参差不齐,个别带教老师责任心不强。由于护理工作繁重,压力大,时间有限,有的带教老师只把实习学生当帮手使用,不重视学生能力的培养。

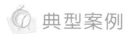 典型案例

实习生小白的一天

这是实习生小白在内分泌科实习的第 7 天,17 时 30 分,38 床患者李先生(患糖尿病)血糖高得测不出来,遵医嘱需皮下注射普通胰岛素 4 U。带教老师王护士接到医嘱后问小白会不会打胰岛素,小白很高兴地说:“我会注射胰岛素。”然后老师就让小白自己去给患者打针,抽好胰岛素后,小白觉得胰岛素打这么多,心中有些犹豫,但害怕老师说自己无能,连胰岛素都不会打,没问老师就给患者把针打了。打完后小白照常下班回家,回家路上仍觉得有疑问,以前看老师打胰岛素都是用 1 mL 注射器抽一点,可是今天咋就抽满了? 觉得不放心,便给同学打电话咨询,并把此事告知给她。同学听后吓了一大跳,胰岛素 4 U 等于 0.1 mL,结果小白发现自己将 4 U 记成了 1 mL,以至于打了 10 倍的剂量。小白听后都快吓傻了。她赶紧给老师打电话讲了此事,夜班护士立即给患者复测血糖,为 2.9 mmol/L,此时患者出现面色苍白,头晕,出虚汗,立即遵医嘱给患者静脉注射葡萄糖,半小时后症状缓解。

（三）实习护士与带教老师沟通技巧与策略

1. 做好岗前培训

认真参加实习前的培训。实习护士通过实习前的培训，了解医院的基本情况、特色及各专科特点，学习医院规章制度和管理制度，提高临床适应能力。充分调动实习护士的积极性，尽快缩短课堂与临床的距离。

2. 注意礼貌，端正学习态度

实习护士应尊重带教老师，以礼相待，虚心向每一位带教老师及其他护士学习。临床护理的任意一个活动都包含着知识，如取药时可以了解医院对药品的管理方法的知识，去供应室取送物品时可以了解有关预防医院感染的知识等。所以，在医院实习期间，应多观察、多交流、多动手、多练习、多跑腿等。

2. 培养良好的心理素质、沟通能力

实习护士在实习初期敏感、胆小、内向，带教老师要做好入科教育，热情接待每一个实习护士，使她们尽快熟悉环境，减轻心理压力。同时要提高实习护士和不同背景的人员进行有效沟通的能力，提高实习护士的积极性，使实习护士对今后的实习生活乃至护理生涯充满信心。

3. 提高专业水平

当实习护士遇到各种问题时，一定要寻求带教老师的指导。遇到疑难操作，自己没有把握成功时，要主动寻求带教老师的帮助，在带教老师的指导下去完成，避免出现不必要的错误，给患者带来痛苦。

4. 加强临床师资队伍建设

带教老师的选拔十分重要，带教老师的业务能力、言谈举止等直接影响实习护士的实习质量甚至是未来职业发展。带教老师要多讲、多介绍、多指导，特别要注意启发性的提问，切忌将实习护士当成包袱或劳动力。严格的带教老师有助于实习护士更加主动、勤奋、积极地学习专业知识和专业技能，有利于保证实习护士的实习质量。

📚 名家经典

护理人员必须有一颗同情心和一双愿意工作的手。

——南丁格尔

第二节　医护关系沟通

⏱ 案例导入

患儿李某，男，3岁，因误服 5 mL 炉甘石洗剂急诊入院。医生和护士了解情况后，急诊医生准备 25% 硫酸镁 20 mL 导泻，但将口服误写成静脉注射。护士心想："25% 硫酸镁能静脉注射吗？似乎不能，但又拿不准。"又想："反正是医嘱，执行医嘱是护理人员的责任。"于是予以静脉注射，致使患儿死于高血镁的呼吸麻痹。

问题导向

护理人员在执行医嘱时已经怀疑医嘱有误,但却没有及时让医生再次检查,导致医疗事故的发生。医生与护士之间如何相互配合工作呢?如何进行医护沟通呢?

从上述案例中我们看到,医嘱是医生根据患者病情制订的诊疗计划,是护理人员执行各项治疗的依据,同时也是相应的法律依据。护理人员的职责是执行和核对医嘱,护理人员能否准确无误地执行正确的医嘱,对确保患者的医疗安全,减少疾病带来的痛苦,有着重要的意义。护理人员在执行医嘱的一些环节上,存在着种种安全隐患,一旦这些潜在的隐患出现就会酿成严重后果。同时,在执行医嘱过程中,不仅要保证患者的生命健康和安全,还要加强自我保护意识,否则同样会面临许多风险因素,伤害到护理人员职业的完好性,进一步会影响到护理人员的身心健康。案例中护士对医嘱有疑问,但没有提出修改,仍然执行医嘱,导致不良后果的产生。医护关系应该如何处理?医护关系的影响因素有哪些?

一、医护关系概述

(一)医护关系

医护关系是指在医疗护理过程中,医护双方建立与发展的工作性人际关系。医护关系是否和谐直接影响患者病情的康复。

(二)医护关系模式

1. 主导-从属模式

受生物医学模式的影响,护理活动是以疾病为中心的,医护之间主要是以医生为主,护理人员为辅,医护之间是支配与被支配的关系,从而形成了主导-从属模式的医护关系。

2. 独立-协作模式

随着护理专业的不断成熟与发展,护理已经成为一门独立的学科,在医疗护理工作中,护理人员与医生共同发挥着重要作用。医生是疾病诊断治疗的主导者,护理人员按照生理、心理、社会、文化等多方面因素对服务对象实施整体护理,是健康的恢复和促进者。医生和护士各司其职又要精诚协作,才能完成维护人类健康的目的。

3. 交流-合作-互补模式

这种类型属于理想的医护关系模式。医生和护士是医疗战线的两支队伍,二者的职责是不能截然分开的,他们的关系应是相互监督与促进,相互尊重与理解,分工中有合作,协调配合。

(三)医护关系角色期待

为了满足患者的需要,保障患者的身体健康与安全,医护人员的目标是一致的。但由于医学和护理两个专业的特性,医护双方所关注的重点不同:医生最为关注的是如何正确诊断和治疗,在治疗上负有主要的角色责任;护士最为关注的是患者对疾病诊断和治疗的反应,如何减轻患者的不适,并协助其适应患者角色,在护理上负有主要的角色责任。为此医护关系中存在着相互间的角色期待。

1. 医生对护士的角色期待

（1）严格而认真地执行医嘱：及时而详细地报告有关患者的病情变化、对疾病的态度以及有关心理社会情况，对治疗的反应等信息。若医嘱执行中有什么问题，及时和医生商议，以求更好地解决问题。

（2）做好患者的解释及心理帮助工作：必要时做好患者及家属的工作，以保证医疗过程的顺利进行。

2. 护士对医生的角色期待

（1）诊断明确、治疗得当、医嘱明确具体：尽可能按病房医疗护理工作时间表的规定下医嘱，做各种临床处置。医嘱执行过程中若有问题能给予适当的帮助，在必要与可能时，对医嘱做出修改，开具正确医嘱。

（2）尊重护理人员：在患者面前尊重护理人员的工作，注意树立和维护护理人员的威信。

（3）主动关心患者的各种情况：协助护士做好患者的心理疏导，做好患者、家属及患者单位必要的解释工作。

（四）影响因素

医生和护士是两个既对立又相辅相成的职业，两者频繁的接触可因各种不同的原因而产生冲突，从而影响医护关系。

1. 传统因素

传统观念在很大程度上影响着护理人员的角色定位，交流-合作-互补模式尚未得到共识。医护交往之间存在着心理差值，即在人际交往时，医护双方在心理上分别处于不平等的上位和下位关系。由于以疾病为中心的旧模式的惯性影响，使许多护理人员不自觉地形成一种思维定势，认为自己低医生一等，在医生面前不敢有自己的见解，只是一味地听从医生的意见。同时，许多医生也不能够对护理人员的工作价值、工作能力有客观的评价，认为护士只是简单地执行医嘱，没有承担什么风险。

2. 教育因素

护理教育的发展缓慢也是影响医护关系的一个重要因素。我国自1983年才恢复高等护理教育，之前以中专教育为主。医护之间学历的不对等、知识的不均衡，使护士和医生在对疾病的理解层面上存在着沟通障碍，影响了和谐关系的建立。随着护理学科和护理教育的发展，许多接受高等护理教育的护理人员走上了临床工作岗位。这批护士更强调独立性、自主性，不愿意只是服从于医生，这有利于建立平等的医护关系，但有时候也会因高学历护士过分强调独立而导致双方不能很好地沟通。在总体上气氛融洽、不十分强调上下级等级关系的医院里，医护之间的沟通更随意与自然，也更有效。

3. 医护间缺乏理解

医疗和护理是两个不同的专业，双方对彼此间的专业缺乏必要的了解，从而影响医护之间的合作关系。在医院的日常工作中，医护之间常常相互埋怨或指责，例如护士埋怨医生开医嘱无计划或物品用后不清理，医生则埋怨护士未能按时为患者完成治疗，或治疗不到位、观察病情不仔细等。这些现象虽然有其客观因素，但主要原因是双方缺乏交流沟通而造成误解，这种情况若持续存在，也会破坏医护之间的平等合作关系。

二、发展良好医护关系的技巧与策略

(一)加强学习,提高专业素质

护理人员的技术水平不仅关系到医疗效果,还关系到医疗纠纷及医德医风建设情况。因此,护理人员要通过自身专业知识的学习,提高医疗文件书写质量,增强医护间的信任感,杜绝和减少医疗护理差错事故。另外,医生也应该了解一些护理专业的特点,例如护理程序的特点与实施,护理病历的书写规范,护理诊断与医疗诊断的区别等。医生和护士彼此之间互相学习,共同进步。

(二)及时沟通,建立内部沟通渠道

医护双方应在彼此尊重信任、以诚相待、平等合作的基础上,对患者的治疗信息进行及时的传递和反馈。任何一个环节的信息阻塞都会影响整个医疗过程的顺利进行。同时,还应该通过建立内部沟通渠道来增进医护之间的沟通和了解,营造友善的、充满人文关怀的内部环境。

(三)把握各自的位置和角色

医生和护士虽然工作的对象相同,但工作的侧重面和使用的技术手段不尽相同。医生的主要责任是做出正确的诊断和采取恰当的治疗手段。护士的责任是能动地执行医嘱,取得患者的理解和合作,做好躯体和心理护理。不盲目地执行医嘱,如果发现医嘱有误,能主动地向医生提出意见和建议,协助医生修改、调整不恰当的医嘱。要达到这种效果,护理人员必须具备扎实的专业知识,不懂的时候及时查询或者咨询,不盲目执行医嘱的前提是自己必须知道和明了。当医生医嘱出现错误时,护士有责任在执行医嘱前的查对过程中发现错误,并请医生及时纠正。反之,如果医生医嘱错误,护士也未认真查对就执行了错误的医嘱,则对此发生的不良后果,医生要负主要责任,护士也将负次要责任。护理人员有义务在其能力范围内,严格把好诊疗的最后一关。

(四)真诚合作、互相配合

医生和护士在医院为患者服务时,只有分工不同,没有高低之分。医生的正确诊断与护士的优质护理相配合是取得最佳医疗效果的保证。医护双方只要相互尊重、相互支持、相互理解、真诚合作、减少抱怨和指责,就能为医疗卫生事业做贡献。

(五)关心体贴、互相理解

医护双方要充分认识对方的作用,承认对方的独立性和重要性,支持对方工作,护理人员要尊重医生,主动协助医生,对医疗工作提出合理的意见,认真执行医嘱。医生也要理解护理人员的辛勤劳动,尊重护士,重视护士提供的患者情况,及时修正治疗方案。

(六)互相监督、建立友谊

任何一种医疗差错都可能给患者带来痛苦和灾难,因此,医护之间应该监督对方的医疗行为,以便及时发现和预防,减少医疗差错的发生。一旦发生医疗差错,应该不护短、不隐瞒、不包庇,要给予及时纠正,使之不铸成大错。当然必须与人为善,不可幸灾乐祸,乘人之危打击

别人。

三、护士与其他医务人员关系沟通

护理人员在工作中的交往还涉及众多其他的医院工作人员。如护士与医疗卫生行政部门的关系,护士与辅助科室的医技人员和后勤保障人员的关系等。需要护士理解各层次人员由于工作性质不同、专业不同、看问题角度不同、处理问题的方法不同所引起的差异和矛盾。在工作过程中与各层次、各专业人群保持良好的协作关系,充分发挥护士在健康服务体系中的人际枢纽作用,更好地为服务对象的健康服务。护士与护理员之间需要互相理解、尊重,还需要计划、管理、教育、及时沟通,护士不要随意指责、呵斥护理员。

 本章小结

一、本章提要

1. 本章主要介绍了护士与医院工作人员的关系沟通,其中包括护际关系沟通(护士与护士关系沟通、护士与护士长关系沟通、实习护士与带教老师关系沟通)和医护关系沟通。

2. 本章介绍了护际关系的概念、类型、影响因素以及促进护际关系的策略和技巧。其中重点掌握护际关系中的影响因素和建立良好护际关系的策略和技巧,并能够将其应用到工作中具体的护际沟通与交往中。熟悉护际关系概念、类型等。

3. 本章介绍了医护关系沟通的内容,其中重点掌握医护关系模式、医护关系角色期待、医护关系的影响因素、发展良好医护关系的技巧与策略。熟悉医护关系的概念以及护士与其他医务人员关系沟通。

二、本章重、难点

1. 建立良好护际关系的策略和技巧;发展良好医护关系的技巧与策略。

2. 如何运用本章所学知识,解决实际护理工作中的护际矛盾、医护矛盾。

 课后习题

一、名词解释

1. 护际关系 2. 医护关系

二、填空题

1. 医护关系模式分为_____、_____和_____三种关系。

2. 护士长管理技能的公平性包含_____、_____和_____三种公平。

三、选择题

1. 不属于护理人际关系的是(　　　)

A. 护理人员与服务对象的关系　　　　　B. 护理人员与医生的关系

C. 护理人员与护理人员的关系　　　　　D. 护理人员与辅助科室人员的关系

E. 护理人员与家人的关系

2. 护理人际关系中属于核心关系的是(　　　)

A. 护理人员与服务对象的关系　　　　　B. 护理人员与医生的关系

C. 护理人员与护理人员的关系　　　　　D. 护理人员与辅助科室人员的关系

E. 护理人员与家人的关系

3. 护生参加交班时,下列不妥的是(　　　)

A. 保持发型整洁　　　　　　　　　　　B. 保持良好的精神面貌

C. 在交接班的时候整理衣帽　　　　　　D. 对其他同事表示尊重

E. 站在老师附近

4. 护理人员在与各种辅助科室交往时应采取的态度是(　　　)

A. 支配对方　　　　　　　　　　　　　B. 请求对方

C. 责难对方　　　　　　　　　　　　　D. 与对方合作

E. 自己完成

5. 护士小王和小李见面后,互相微笑并问候"你好",然后各自分开。她们之间的沟通属于(　　　)

A. 寒暄式沟通　　　　　　　　　　　　B. 陈述事实的沟通

C. 分享个人的想法　　　　　　　　　　D. 分享感觉

E. 沟通高峰

6. 新型的医护关系模式正确的是(　　　)

A. 指导型　　　　　　　　　　　　　　B. 被动型

C. 交流-合作-互补模式　　　　　　　　D. 主导-从属模式

E. 独立-协作模式

四、问答题

1. 简述三种医护关系模式。

2. 简述护士与护士沟通技巧与策略。

3. 简述实习护士与带教老师关系沟通的影响因素。

（靳璐璐）

第六章　特殊情景下的护患沟通

 学习目标

1. 掌握针对不同文化背景下患者的跨文化护理沟通策略；具备良好的跨文化沟通能力。
2. 熟悉跨文化护理沟通的影响因素。
3. 掌握特殊患者的沟通策略。
4. 熟悉特殊患者的身心特点。
5. 培养具有关心、爱护、尊重患者的职业情感及团队协作精神。

第一节　跨文化背景下的护患沟通

 案例导入

　　一位糖尿病并发水肿患者，来自西方国家，信奉伊斯兰教，大学文化，讲英语，喜欢甜食，忌肉食，工程师，中薪阶层，于半月前初次来到中国，抗拒营养科糖尿病治疗饮食，不能忍受中国病房的结构和管理方式，用企业技术员的标准来要求护理人员。与责任护士小王语言沟通有轻度障碍，不喜欢护士整理自己的东西。向护士长提出希望调换能听懂自己讲话的护理人员提供护理关怀，用西方礼仪要求护士，希望能得到西方式护理关怀。护士长组织人员为该患者重新布置了病房、调换了能用英语交流并理解伊斯兰教文化的护士为其护理，同时引导该患者了解和接触医院文化、认识自身诊疗护理措施等，患者改变了初始的抗拒，开始配合治疗，最后病情好转并表示感谢医院。

问题导向

　　从患者不能接受护士小王的护理来看，小王对该患者的护理理念及沟通方式、护理方式是不合适的。护士小王对这位糖尿病患者所提的要求表示不能理解，认为他应该入乡随俗，和其他患者一样来适应医院的诊疗和护理模式。她与患者沟通时应该遵循哪些技巧和策略呢？护士长运用了哪些理念化解了这起护患沟通冲突呢？

　　护理人际沟通一般指通过护理人员与患者之间的信息交流以达到双方对信息的共同理解和认识，形成良好的人际关系，从而实现对患者健康行为的调节并促进健康。从上述案例中我们看到了不同文化背景下护理人际沟通的过程中，文化冲突的发生不仅影响良好的护患关系的建立，而且还会影响正常医疗护理工作的进行及患者的康复，那么什么是跨文化背景下护理人际沟通呢？哪些原因会导致跨文化背景下护理人际沟通障碍呢？在护患交往过程中,怎样避免跨文化护患冲突呢？为减少护患沟通的文化冲突,护士应该掌握哪些沟通技巧呢？

一、跨文化护理概述

随着地区和世界经济一体化进程的加快,国际人群流动交往日益频繁,护理人员需要面对越来越多来自不同国家、民族、语言、肤色等不同文化背景的患者。这就要求护理人员需要运用新的护理理念指导护理工作。人是一个整体,其精神、心理、社会、经济等各方面的文化背景都可以影响人的健康状态。

(一)文化

文化指不同个体、群体或机构通过学习、共享和传播等方式塑造的,并随时间代代相传形成的模式化的生活方式、价值观、信仰、行为标准、个体特征和实践活动的总称。文化主要表现在主位、客位、世界观、社会结构、文化环境及种族史等,不同民族饮食中的礼节、规则、习惯体现了不同民族的不同文化观念。

(二)文化背景

文化背景是指个体生活在其中的,由特定的社会习俗、价值观念和信仰等所组成的文化环境,是长期的文化积淀。人们生长地域、生活环境、教育程度、家庭背景不同,其信仰、生活方式、风俗习惯、价值观等也会明显不同。一般来说,文化背景影响个人的行为、价值、习惯、健康与疾病的概念和求医的态度。在护理实践中,护士要善于和不同文化背景下的患者进行沟通,了解他们对健康的观念、求医方法、生活习惯及传统的治疗疾病方法,发现患者的异同性,提供满意的护理服务。

(三)文化休克

文化休克也称文化震撼或文化震惊,是指一个人从熟悉而固定的文化环境到另一个陌生的文化环境时,由于态度、信仰等差异而出现的一定的危机与陌生感,思想混乱与心理上的精神紧张综合征。表现为生理、心理、情绪三方面的反应,常见的表现有焦虑、恐惧、沮丧、绝望等。

每个人都有过诸如离开家庭,进入幼儿园或学校、调换新的工作单位,住进医院等经历,都感受过不同程度的精神紧张。大量临床实践证明,患者住院会产生一系列不适应、不习惯,甚至会产生恐惧心理,表现出明显的文化休克现象。文化休克是影响疾病治疗和护理的重要因素。

(四)跨文化护理

跨文化护理又称多元文化护理,由美国著名的护理学专家 Leininger 于 20 世纪 60 年代提出,是指根据患者不同价值观、宗教信仰、生活方式以及社会文化的多样性或相似性,将文化关怀理论渗透到护理实践中,向患者提供与其文化一致的护理照顾。跨文化护理的价值在于拓展了护理文化内涵、尊重患者的文化差异、关注患者的精神需求及能有效提高患者的满意度。

提供跨文化护理已成为当今护理发展的趋势。

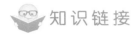 **知识链接**

文化定势与突破文化定势思维

文化定势是一种无视群体内部存在差异的思维方式,是一种无视普遍性以外还存在特殊性的思维方式。从认知的角度来看,要进行有效的跨文化交际,应该不断拓宽认知视角,以开放、接纳的心态关注各种文化形态之中的个体差异,突破认识中简单的群体定势,使人际沟通变得更加完善、多元和深刻。英国跨文化交际学家 A. Halliday 对关于如何避免跨文化交际中文化定型的交往障碍提出了四个原则。

(1)根据你在接触中的实际感受而不是根据听到的情况对人们做出反应。

(2)关于属于某一文化群体的人是什么样的这类问题要避免简单化的答案。

(3)要认识到每个社会都像你自己的社会一样复杂和具有文化多样性。

(4)对和他人之间发生的事情要学会做出多层次的解释,建议在交际中学会交际。

另外,在进行跨文化交际时,我们应把自己置身于对方的文化模式中,在积极平等的对话和关怀中理解对方文化,承认民族文化没有优劣之分,每种文化的存在都有它的理由;在强调各民族的文化差异的同时,我们也应该充分意识到文化是人们自身生产和生活实践的智慧的共性。

二、跨文化背景下护患沟通的策略

在护理活动过程中,护理人员要经常面对不同民族与国度、不同语言与风俗、不同宗教信仰等多元文化因素的患者,护士既要为其提供适合共性需要的护理服务,又得体现能适应个体文化背景需要的特殊性护理服务。为了适应、满足不同文化背景的护理需要,在进行护患沟通过程中,护士除了了解、学习不同文化的民族行为方式,重点研究其不同传统习惯与照顾方式,并运用这些知识为不同民族或国度文化的人进行共性和各异的护理外,还必须掌握一些沟通策略,这样才有利于护患沟通,也是实现不同文化背景患者得到满意护理服务的重要保证。

(一)跨文化背景下护患沟通障碍

由于人的民族、信仰、职业、地位、文化程度的不同,所患的疾病种类和轻重也不同,要使千差万别的人都能达到治疗和康复所需要的最佳身心状态,跨文化护理沟通本身就是一项最精细的艺术,因此跨文化护理沟通的影响因素也很多。

1. 语言的差异

语言是特有的文化载体,同时也是护理工作中最重要的沟通方式,例如收集资料、采集病史、心理护理、核对患者信息、健康宣教等都离不开语言沟通。我国有 56 个民族,每个民族都有自己独特的语言和语言规则,即使是同一语言在不同地区也存在方言差异。另外,随着社会的发展,很多国际友人在华期间也需要获得相应的医疗保障,或国内护理人员去国外学习和工作等。在临床工作中,经常可以看到医护人员听不懂来院就诊的患者及其家属提出的要求,而患者也听不懂医护人员的询问,这就是双方语言不通造成的障碍,这种语言上的差异,可能无法保证护患沟通过程中信息的准确性,导致护理人员无法真正理解和满足患者的需求,所以语言的差异是跨文化护理中的最大障碍。

2. 生活方式的差异

生活方式指的是在一定的条件下生活的样式和方法。由于不同的文化背景,每个国家和民族的生活方式都存在着很大的差异。例如见面问候时,中国人见面时经常问"吃饭了吗""去哪儿啊""最近忙啥呢"等,而西方人却认为这些都是个人隐私,别人不应该过问。另外,不同文化背景下,手势、姿势等方面也有差异,例如同印度、阿拉伯人交往忌用左手递东西,认为左手是不干净的;很多地方用一个手指指向他人是令人不愉快的;在阿拉伯应避免举大拇指。同一姿势的意义也有不同,如懒散的低头走路,多代表心有不快,但美国文化则代表我很轻松等。

3. 习俗的差异

习俗即风俗习惯,是在一定的历史背景下形成的,包括礼节习俗、审美习俗、时间习俗、空间习俗等的不同。它虽然不具有法律的强制性,但它往往使忽视习俗因素的人招致失败。在国内,满族、锡伯族禁吃狗肉;回族、塔吉克族、维吾尔族禁食猪肉,甚至连谈话中也忌带"猪"字或同音字;南方人忌讳数字"4";藏族人最忌讳别人用手摸佛像、经书、护身符等。在国际上,欧美人特别不喜欢数字"13"和"星期五";日本人忌讳"4"与"9"以及由它们组成的数字等。护理人员在与患者的沟通中如果违背了这些特殊的风俗习惯就会造成严重的沟通障碍。

4. 时间观念的差异

德国人、美国人认为时间是神圣的,非常计较人们对待时间的态度,对不守时的人会极端恼火,并认为时间与效率紧密相连,因而特别重视时间规划,按钟表来集中精力做事,很少变更,不喜欢被打扰。而意大利人、西班牙人、希腊人对于时间的流逝却毫不在意。

(二)跨文化背景下护患沟通的策略

1. 交流方式因人而异

(1)语言交流:交流是实施多元文化护理的前提,提高护理人员交流技巧是保证护理质量的关键。在语言交流上,护士不仅要加强外语学习,而且还要加强母语中方言的学习及对不同的知识结构的人学会采取不同的表达方式,如欧美人见面爱问好,中国人喜欢问饮食起居;西方人谈话涉及面广,如气候、爱好等,但触及个人及家庭的隐私时则缄口默言,东方人传统观念强,爱涉及家庭生活体验。在交流用语上,在我国对老年人称呼往往以"老"表示尊重,而西方老年人则不愿意被称呼"老",因为他们忌讳"老",认为自己还没有到"老"的程度。

(2)非语言交流上:西方人特别是美国人和法国人谈话时,喜欢用手势帮助信息的表达,而中国人却不同。即便是同样的手势或非语言行为,表达的意义也不同。例如中国人习惯于用点头表示同意或对,摇头表示不同意或不对,而斯里兰卡、印度、尼泊尔、巴基斯坦等国家,摇头表示同意,点头表示否定;在讲标准英语的人群中,讲话时眼光应正视对方,这意味着诚实,给人以信任感,而在东方文化中,讲话时老盯着对方的眼睛会给人一种咄咄逼人的感觉。另外,尽管有些非语言的交流表达的意思一样,但表达的方式不同,如在表达欢迎或送别时,西方人习惯拥抱,中国人则习惯于握手;西方人耸耸肩,一摊手表示不知道,无可奈何,中国人则摇摇头,缄口无语。

在临床护理工作中,护理人员要有意识地注意患者交流方式的差异。应注意倾听,耐心诱导,从言谈中捕捉谈话的契机,了解患者的病情和心理,因势利导,从中选择收集病史资料和发现护理问题,取得良好的沟通效果,建立相互信任的护患关系。

2. 安排合适的个人空间

个人空间是围绕一个人个体的区域范围,并指此人占据或意识到的周围区域。由于各国、各民族都有自己不同的空间距离的要求,一般来说,东方人喜欢与人交流,喜欢群居,所以中国人住院大多安排在大房间,便于病友交流。而西方人,个人隐私感强,好独居,人际交往距离也相对较远,所以住院宜安排比较宽敞的单人房间。因此护理人员在接待新患者入院时,应根据不同文化背景患者的需求安排病房,为患者提供合适的个人空间。

3. 注意价值观念的差异

受到不同文化的影响,东西方在价值观念上往往存在着许多差异。如中国人忽略自理、自立能力的培养,患者生病时一切生活护理由家属或护理人员全部"包办代替",使患者产生依赖思想。而西方人在成长过程中很注重自理、自立能力的培养,凡是认为自己有能力去做的,便不愿意去依赖别人。因此,护理人员在临床工作中应评估患者在价值观念上的差异,有针对性地护理。例如对于依赖性较强的患者,在病情允许的情况下,鼓励和培养患者的自理能力,护理人员必要时给予协助;对于西方患者,则要把握好关心的尺度,保护患者的自尊心。

4. 应尊重不同国家和民族饮食习惯

不同的国家和民族有不同的饮食习惯,如西方人喜欢吃生冷食物,在他们看来这些食物可增进健康,而东方人则认为这些食物可能是致病的原因。回族、维吾尔族等民族信仰伊斯兰教,禁食猪肉,斋戒期间从黎明到日落要禁止进食和饮水,针对这种情况护理人员可以采用夜间加餐、输液的方法满足患者的营养需求。在国内,不同地域的患者口味也有差异,有"南甜北咸东酸西辣"的说法,护理人员在饮食护理中应注意满足患者的这些要求。

5. 尊重患者的民族习俗

在多元文化护理人际沟通中,尊重患者的民族习俗是很重要的。如日本人忌讳数字"4"和"9",在信仰基督教的欧美国家禁忌"13",所以护理人员应注意在说话和安排床位时尽量避开这些数字;有的民族手术前不宜刮阴毛,在不影响手术的条件下,尽量满足患者的要求;有的民族在术前要进行祈祷,护理人员应提供必要的场所,并且患者在祈祷时要注意尽量回避,也不要来回走动,尤其是患者的正前方;不同国家和民族有自己的传统节日,护理人员应适时表示祝福。

6. 处理好时间观念的差异

不同文化背景的人时间观念有一定的差异,尤其对强调时间观念的德国与美国患者更要多用心,一切治疗护理都要准时进行,一旦失约,会令对方大为恼火,认为你缺乏尊重,导致误解的产生;对时间充满随意性的意大利、西班牙、希腊等患者,不用诧异他的行为,要给予理解和支持。

第二节　与特殊患者及家属的护患沟通

案例导入

患儿,女,29个月,因咳嗽、气喘伴发热4天余入院。病程中,患儿无烦躁、嗜睡,无咯血、盗汗,无胸痛,无呕吐、腹泻,食纳差,睡眠可,大小便正常。临床诊断:喘息性支气管炎。

早间护理查房时,护士长宠溺地抱起患儿。护士长:"这是科室最可爱的宝宝,小小熙吃得怎么样? 大小便情况呢?"护士汇报夜间情况,床边交接班。护士长接着对家属说:"家属请把这些玩具用筐子收一下,做治疗不太方便。"家属不情愿地说:"马上那些要玩的,收起来她要找的。"护士长说:"留几个就行了,另外出于对孩子安全考虑,请您也不要把床栏放下来。"家属点头说:"知道了。"

问题导向

护士长在与患儿和家属的沟通过程中,采用了哪些沟通技巧和策略使双方达成有效沟通并促成护患配合呢?

从以上案例中,我们能够看到护理人员在与患儿及家属沟通时,充分运用了关爱、亲切的语言沟通和非语言沟通技巧,增加了亲和力和可信力,减少了工作阻碍。在临床护理工作中,很多时候需要面对一些特殊患者,比如儿童、老年患者,慢性病患者、危重患者以及临终患者等,那么面对这些特殊患者,护理人员该如何有效沟通呢?

一、护士与患儿及家长的沟通

患儿住院后,由于年龄、病情、住院时间长短及患儿性格等差异,住院后患儿会有不同的心理反应。护理人员只有了解患儿的心理特征,才能有效地与患儿沟通。另外,护士要沟通的对象不仅仅是年幼的患儿,更多的是与患儿家长。

(一)儿童的身心特点

1. 儿童的生理特点

(1)身体结构:外观上,儿童的身材大小、身体各部分的比例等与成人明显不同,头颅较大,躯干较长,胸廓窄小,呼吸肌较弱、肺的弹性较小,造成呼吸动作表浅,每次呼吸量均较成人小,外观随年龄增长不断变化。在组织结构上,儿童的骨骼中各种成分的比例与成人有所不同,骨骼钙化不全,长期受压易发生变形;关节附近的韧带较松,易发生脱臼;儿童皮肤、黏膜薄嫩,易发生损伤和感染等。

(2)生理功能:儿童生长发育快,代谢旺盛,各组织器官发育尚未完善,不同年龄儿童有不同的生理、生化正常值。各系统、器官生理功能不成熟,如肝、肾功能,对药物的代谢及体液平衡的调节能力差等。

2. 儿童的心理特点

儿童的心理状态受环境影响较大,任何刺激包括愉快和不愉快的,都可以引起儿童丰富的情感变化。父母、护理人员的护理方式不同会引起儿童不同的心理反应。家长的紧张和焦虑常会导致患儿对治疗、护理的紧张和恐惧;心理不成熟,与成人相比对心理压力的应对能力相对较差,常因躯体病痛哭闹不止,对可产生疼痛或不适感受的治疗、护理措施常不能予以配合;由于患儿缺乏生活自理能力,长期接受家长的照顾,习惯性养成对家人的心理依赖。

(二)护士与患儿及家长的沟通策略

1. 消除患儿陌生感

护理人员首次与患儿接触时,可以先和其父母交流,使儿对护士有一个熟悉的过程,以消除患儿陌生感。同时与患儿接触时,动作应轻缓,面带微笑,病情允许时可将患儿抱在胸前,使患儿感到安全和温暖,以缓解患儿的恐惧心理。

2. 游戏沟通的技巧

与较小患儿接触时,尽量蹲下或坐在矮椅子上,与患儿的视线保持在同一水平线。可用玩具或游戏做引导,爱玩是孩子的天性,它可以调节儿童的情绪,控制心理创伤,游戏或玩具也是与患儿沟通的重要途径。

3. 运用非语言沟通技巧

合适的外在形象、温暖可人的气质、微笑待人的亲切、必要的抚触、身体的姿势等都可让患儿消除紧张、产生亲近感。对患儿的关心体贴还可体现在细微动作上,患儿大多数语言表达能力较差,但对非语言交流高度敏感。除非特殊要求,护士一般不戴口罩,使患儿经常看到护士的微笑;经常适当抚摸和拥抱患儿,表达护士对他们的喜爱,使其产生情绪上的满足;患儿睡眠时,护士轻轻地为患儿整理好被子,无声地关好门窗;患儿啼哭时,抱一抱或耐心安慰患儿。让每一个动作和表情都体现出护士关切和爱护的情感,自然也会与家长建立良好的信任关系,使护理工作顺利开展,从而更好地促进患儿康复。

4. 了解患儿表达需求的特殊方式

与患儿交流时,为了显示亲切,宜称呼小名或乳名,且声音平缓、柔和,尽量用简单的短句、熟悉的词汇和形象的解释,对于较小患儿,可尝试用童腔与其交流,或者采用儿童年龄段特有的一些词汇等。

5. 了解较大患儿心理特点

对于较大的患儿,护理人员应允许他们有自己的想法,鼓励其表达内心感受,如焦虑、恐惧等情绪,了解患儿的想法,多使用安慰性、鼓励性语言对患儿进行正向的教育和引导,帮助他们恢复身体健康的同时,促进他们心理的健康发展。

6. 与患儿家长沟通技巧

儿科护理本身具有特殊性,不是单纯的护患双方关系,而是护士、患儿和家长的三角关系。儿童一旦生病父母及长辈格外紧张、焦虑,密切关注病情,稍有变化则寝食难安,所以护理人员应与患儿家长有效沟通,做好与患儿家长的解释安慰工作。

与患儿家长沟通时,要了解家长的文化背景和心理,理解同情家长的焦虑并做好病情预见性的交流。同时,在护理工作中熟练掌握和使用文明用语,要尊重家长,如工作中应该"请"字当头,"谢"字结尾。对患儿家长提出的各种问题做出有科学依据的回答,取得患儿家长的信任。另外,护理人员应向家长宣传科学的育儿知识和护理技巧,帮助他们了解疾病的相关知识和治疗过程,让家庭共同参与患儿的护理过程。

二、护士与老年患者的沟通

老年人随着年龄的增长全身各组织器官生理功能逐渐退化,当他们患病住院后常常产生许多异常的心理,所以与老年患者有效沟通是做好老年患者护理的关键。

(一)老年人的身心特点

1. 老年人的生理特点

(1)记忆力减退:老年患者脑功能下降,记忆力下降,使老人对很多信息回忆出现障碍,从而影响与他人沟通效果。

(2)感觉能力降低:由于器官功能减退,导致感觉能力不同程度降低,如听力降低会影响老人对口头语言信息的理解和传递,甚至会使信息传递失真。视力降低会影响老人与他人的沟通能力,特别是对他人身体语言的感受,使老人接收信息的能力减弱。

(3)理解力下降:老人对外界事物的分析、理解能力下降,反应速度下降,会影响老人与他人沟通的效率。

2. 老年人的心理特点

(1)失落和孤独:老年人的心、脑以及其他器官趋于衰退和功能下降,会常常感到力不从心和老而无用,从而产生失落感。部分老年患者性格比较暴躁,顺从性较差,喜欢周围的人能尊重并恭顺他们,表现为固执己见、易激怒、好挑剔责备他人,听不进别人的意见,自己认准了的事情很难改变,性格倔强、偏激、灵活性差,甚至不遵医嘱。

(2)恐惧和焦虑:由于老年人的各种功能下降,某些疾病的急性期可给患者造成巨大的心理压力,加上住院后在饮食、休息、睡眠等各方面难以适应,日常生活规律被打乱,从而精神上产生恐惧和焦虑,多表现为烦躁不安、痛苦呻吟、睡眠不佳、不思饮食,只关心治愈时间及预后等。

(3)敏感和猜疑:老年患者常敏感多疑,推测猜想自己的病很严重,又怀疑医生、护士甚至家人都在对他有意隐瞒病情,周围人一个细小的动作,一句无意的话语都可能引起他的猜疑,加重其心理负担。当患者可能出现与不治之症患者某一相似症状时便产生疑心,多表现为情绪低沉、悲伤哀痛、沉默少语,常常无端地大发脾气等。

(二)护士与老年患者沟通的策略

在与老年患者的沟通中,护士要了解老年人的特点,满足老年人的需求,加强职业道德修养,灵活应用各种沟通方式,对老年患者充满爱心、耐心、诚心,给予精神上的安慰、生活上的帮助、健康上的指导,使老年患者在一种亲切、良好的住院环境中树立战胜疾病的信心,早日康复。

1. 针对不同心理进行沟通

(1)对于失落孤独的老年患者,应消除孤独情绪对老年患者的影响。由于老年依赖性强,易孤独,子女平日工作忙,特别需要护士关心。所以护士要有耐心,平日多巡视,在生活上多给予帮助,耐心倾听他们诉说疾病的痛苦与烦恼,多安慰、少刺激、多笑脸,使老年患者从心理上得到满足。

（2）对于紧张不安、焦虑恐惧的老年患者，护士首先应解除患者的思想顾虑，以和蔼的态度、轻柔的语气、简单易懂的语言耐心细致地向患者讲解疾病知识及注意事项。介绍当今医学的发展，以治疗同类或相似疾病的成功病例供他们借鉴，患者对这些有了初步的认识后心理放松，对医疗水平从怀疑到认可直到接受。把自己放心大胆地交给医护人员，恐惧情绪也会渐渐消退。

（3）对于敏感和猜疑的老年患者，由于感觉器官的功能减退，听觉变得迟钝常常听不清或听错话，而不相信别人。有时护士进行操作时，常常认为护士年龄小办事不牢靠，多次询问"是不是自己的药，这种药治不治我的病"等，对医护人员产生怀疑，对这类老年患者应多与他们交谈，认真听取他们意见，及时解除患者疑虑，通过有效的交谈和沟通增进护患感情，让患者相信护理人员的护理水平，取得患者信任，让患者放心。但要注意言词不能过于复杂，避免使用医学术语。

2. 与老年患者沟通技巧

（1）适当的称呼：护士与老年患者交流时，要用尊敬的语言及称呼。应尊重老人，称呼要恰当，言行要礼貌，举止要文雅。

（2）学会倾听：在听老人讲话时，护士要耐心倾听，不可打断或者表现出不耐烦，要做出及时积极反馈，采用点头等方式表示赞同，使谈话更融合深入，同时在倾听过程中了解患者对问题理解及他们对医疗护理期望等。

（3）多肯定：对老人的健忘和唠叨要给予谅解，避免奚落与讥讽，更不能说出伤害他们的话语。

（4）常微笑：微笑可使患者消除陌生感，增加对护士的信任，面部表情在非语言交流中有特殊的重要性。

（5）亲切抚摸：抚摸是非语言交流的特殊形式，在不适合语言表示关切的情况下，可用轻轻的抚摸来代替，对于患者产生一种无声的安慰，可以减轻患者痛苦，消除孤独感觉，同时还能感受到护理人员的亲切。

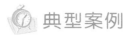 典型案例

触摸的妙用

一位胰腺癌晚期老人，因为长期疼痛夜晚无法入睡，偷偷抽泣。值班护士巡视病房发现这一幕，她走到老太太的身边低声问她有什么需要帮助的，老太太说她已经看不好了……这位护士静静地注视着老太太，并轻轻地抚摸着她的手，帮他擦眼泪。过了一会儿老太太感激地说："你去忙吧！看到你我就好多了，你值班我心里就踏实，谢谢！"

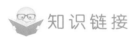 知识链接

与老年人沟通原则

亲切胜于亲热、态度胜于技术、多听胜于多说、了解胜于判断、同理胜于同情、理喻胜于教训、启发胜于代劳。

三、护士与重症患者的沟通

对于危急重症患者,我们更应该密切注意患者的变化。了解患者的意识状态、感知能力、情绪状况、社会支持状况、应对方式、既往心理健康状况,来了解患者有无否认、焦虑、抑郁等心理问题。

（一）重症患者的身心特点

1. 重症患者的生理特点

危重患者由于病情危重,常常需要特殊的监护和护理,身边往往是各种监护和治疗设备,采用连续性监护手段,各种检查和治疗措施紧张进行着,医护人员也会为抢救患者而不停地忙碌着。有些疾病要求患者在规定的治疗时间内需要绝对卧床,安静休息,患者被迫卧床,吃喝拉撒睡都在床上,甚至需要留置尿管。有些患者还需要忍受持续或间断的病痛刺激等。

2. 重症患者的心理特点

（1）紧张与恐惧:常出现在入院 1～2 天,患者会因为担心病情的转归,面对各种抢救设备以及严肃的医护人员,自然而然产生死亡的恐惧感以及焦虑感。危重患者多突然起病、遭受意外、病情加重、生命垂危,大多毫无心理准备,对可能发生的后果缺乏思想准备。

（2）焦虑:是个体认为某一特定的情形会对其产生威胁时的情绪反应,常发生于患者对疾病转归和治疗效果不明确或环境改变的情况下。

（3）孤独和抑郁:环境陌生,缺乏心理准备,家属探视时间受限,患者多会感到孤独,抑郁常常出现在疾病中期,对治疗缺乏信心,采取回避态度或萌发轻生念头。

（4）愤怒与敌意:患者知道自己的疾病时,往往很难控制自己的情绪,会抱怨自己的命不好,表现为悲愤、绝望、烦躁、多疑,甚至敌视周围的人,有的时候会对家人和医护人员发脾气。

（二）与重症患者的沟通策略

1. 仔细评估患者心理变化,采取针对性的沟通技巧

（1）设身处地地为患者着想,理解患者的感受,体谅患者。ICU 重症患者大多由手术室、急诊室或其他科室转入,存在病情重、复杂等特点,因此患者在心理上也承受着巨大的压力。护理人员应以高度的责任感和同情心,并以敏锐的观察力,从患者的言谈举止以及情绪的微小变化中去发现患者内心的活动。

（2）尊重患者的人格,维护患者的权利。尊重患者是护患交流的前提,要达到患者满意,必须重视患者的感受。尽可能减少患者裸露的次数和时间,为患者给药、更衣、导尿、灌肠、协助排便时要注意遮挡,对患者提出的要求均要合理解释,切忌只关注生命体征而忽视患者的体验。

（3）对患者的需要及时做出反应。护士在做好各项监测的同时,也要密切观察患者的面部表情、身体姿势、眼神等,体察和揣摩患者的需要,先解决患者迫切所需,如及时吸痰、翻身、清醒后解除约束等,使患者感觉舒适。对于无法表达自己意愿的患者,可以采用书写、文字、图形卡片、手势等方式与患者进行有效沟通,对文化程度低的患者用图形卡片、手势与之交流,嘱其用点头或摇头或眨眼表示确定或否认。

2. 与重症患者沟通时注意事项

（1）话语要简短，根据患者的体力情况，一次谈话时间不能太长。

（2）谈话时注意观察患者的病情变化，体力能否支撑。

（3）对意识不清的患者，可以用同样的一句话反复地与之交谈，强化刺激。

（4）对昏迷患者，触摸是一种较好的沟通方法，无论他是否能感知到，是否有反应，都应该反复不断地试图与其沟通。

四、护士与慢性病患者的沟通

慢性非传染性疾病，简称慢性病，是相对于感染性疾病和急性病而提出来的一组疾病的总称。慢性病是全球性的健康问题。随着我国人口老龄化进程加快，城镇化快速推进，以及城乡居民行为、生活方式的转变，慢性病已成为我国居民健康的首要威胁，恶性肿瘤、心脑血管病等慢性病患者占住院人数的比例逐年上升。护理人员应掌握与慢性病患者的沟通知识与技能，提供及时、便捷、连续、全程、周到的护理服务，做好心理指导，以鼓励患者解除思想负担、树立治疗疾病的信心，改善患者的生活质量。

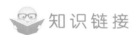 知识链接

《中国防治慢性病中长期规划（2017—2025 年）》指导思想（部分）

以提高人民健康水平为核心，以深化医药卫生体制改革为动力，以控制慢性病危险因素、建设健康支持性环境为重点，以健康促进和健康管理为手段，提升全民健康素质，降低高危人群发病风险，提高患者生存质量，减少可预防的慢性病发病、死亡和残疾，实现由以治病为中心向以健康为中心转变，促进全生命周期健康，提高居民健康期望寿命，为推进健康中国建设奠定坚实基础。

（一）慢性病患者的身心特点

1. 慢性病患者的生理特点

慢性病通常起病隐匿、病程长，发病后病情反复发作、加重、进行性发展，易造成伤残，影响劳动能力和生活质量，长期的治疗费用支出增加了社会和家庭的经济负担。慢性病患者就诊时常常已经历了长期的病痛和治疗困扰，常有食欲减退、体重减轻、睡眠紊乱、性功能低下、社会活动减少、经济收入降低等方面的变化。

2. 慢性病患者的心理特点

（1）心境不佳，情绪不稳。慢性病常无特效治疗方法，多种疗法不能阻断损害进展，同时病情反复发生，长期承受负性刺激，易使患者失去对治疗的信心，产生抑郁、焦虑、烦躁、自卑、恐惧、绝望等情绪，形成不良的心境。病情越重，病程越长，这种情绪反应越严重。这种消极情绪，对于康复极为不利。家属和亲友也因长期照顾患者而忽视患者的感受，或长期高昂的医疗费用导致经济困难，可使患者苦恼加重。

（2）被动依赖性增强，情感脆弱。慢性病患者需要家人不断的关怀与照顾或治疗仪器的支持，独立自主性削弱，依赖性增强，总希望亲友多照顾、多探视、多关心自己。情感可变得脆

弱,甚至幼稚,这种心理会削弱患者的主观能动性,需要及时疏导。

(二)与慢性病患者沟通策略

护患沟通在整个慢性病治疗过程中起着十分重要的作用,治疗措施的最终结果,能反映双方沟通的效果。在与慢性病患者进行沟通时,必须围绕慢性疾病病程长、治疗见效慢、病情易反复、患者社会负担重及具有个性和共性的心理特点等方面,引导患者科学认知、调节情绪、变换心境,使者振作精神,正确对待疾病和康复治疗。

五、护士与临终患者及家属的沟通

临终阶段是人生的最后阶段,临终患者的生理与心理状况明显不同于一般的患者,因此,与临终患者的沟通需要特殊的要求。真诚地对待患者,要从患者的角度考虑问题,设身处地地为患者着想,关注患者的每一个细小变化,尽自己最大的可能去满足患者的需要,减轻患者的不适。在这一阶段的患者,最需要的是身体舒适,控制疼痛,心理支持和各种护理。

(一)临终患者的身心特点

良好的沟通是一剂能够慰藉患者心灵的良药,护理人员只有掌握了临终患者的身心特点及适当的沟通技巧,且能够根据患者的个体差异灵活地运用这些技巧,才能更好地发挥护理人员在临终护理中的作用。

1. 临终患者的生理特点

临终患者的生理变化是一个渐进的过程,濒死期各器官功能均已衰竭。

(1)循环衰竭:表现为皮肤苍白或发绀、湿冷,大量出汗,脉搏快而弱、不规则,血压逐渐下降甚至测不出,少尿等。

(2)呼吸困难:表现为呼吸频率变快或变慢,呼吸深度变深或变浅,出现鼻翼呼吸、潮式呼吸、张口呼吸等,最终呼吸停止。

(3)胃肠道功能紊乱:表现为恶心、呕吐、腹胀、食欲不振、便秘或腹泻、脱水等。

(4)肌张力丧失:大小便失禁,吞咽困难,无法维持良好、舒适的功能体位(被动体位),软弱无力等。

(5)感知觉、意识改变:疼痛,但其他感觉能力丧失。睡眠障碍或淡漠、嗜睡、昏睡、昏迷,也可产生幻觉等。

2. 临终患者的心理特点

(1)恐惧:临终患者心理上首先会有一种可怕的恐惧感和悲伤感。当得知自己的生命即将结束时,顿觉难以逃避而感到震惊及害怕,坐卧不安,心神不定及感情脆弱。

(2)愤怒:此期患者极易谴责、挑剔、抱怨,如拒食,发脾气,摔东西或拒绝治疗。

(3)协议:患者接受临终事实,此期患者变得和善,能积极配合治疗。

(4)抑郁:随着病情的进一步恶化,患者意识到自己将会永远失去热爱的生活、家庭、工作、地位及宝贵的生命时,有巨大的失落感,表现为悲伤、情绪低落、沉默、哭泣等反应。

(5)接受:为临终的最后阶段出现的心理反应。接受即将面临死亡的事实,患者喜欢独处,睡眠时间增加,静等死亡的到来。

（二）与临终患者的沟通策略

在临终护理工作中，与患者进行有效的沟通，目的是帮助患者应对并适应当前不能改变的现状和环境，克服心理上的障碍。在整个沟通过程中做到真诚、尊重和移情。

1. 视觉沟通

临终患者往往会用一种特殊的目光注视来看望他的人，护士一方面要善于从患者的目光中发现患者的心理需求，另一方面，也要善于运用目光的接触表达对患者的关注、鼓励和希望。

2. 触觉沟通

触摸是一种无声的语言，是与临终患者沟通的一种特殊而有效的方式。触摸式护理是建立心理沟通的有效手段，是部分患者比较容易接受的方法。通过皮肤的接触满足患者的心理需求，通过语言、神态、手势等，向虚弱而无力的患者表现出理解和爱，以体现存在价值，减少孤独感。比如双手或单手握住患者的双手、小儿可以拥抱等。触觉沟通是临床护理人员与临终患者沟通的常用方式。

3. 语言沟通

在与临终患者进行语言沟通时，语速要缓慢，语调要平和，音量适中，以免引起患者的心理紧张，谈话方式也要根据患者特点而有所不同，以开导、理解、鼓励、询问、讨论等多种交流方式进行沟通。

4. 关注和倾听

通过非语言的行为表达积极和肯定的情感的一种交流方式，是自然的情感流露，能够真实、深切地体现尊重和关怀的态度，是与临终患者沟通过程中最常使用的沟通技巧。

5. 与临终患者家属的沟通

家属是临终关怀过程中，护士工作中的一个重要内容。在患者临终阶段家属同样会经历着痛苦的感情折磨，也需要护士的关怀，家属对临终患者生活的质量起着重要的作用。所以，护士要通过沟通来了解家属的感受，只有以真诚、尊重的态度面对家属，他们才会有勇气面对亲人的死亡。让家属与临终患者单独相处；安排家属和医生见面，及时准确地了解病情进展和治疗方案；与家属共同制订相应的护理计划，并一起努力减轻临终患者痛苦。

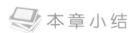 本章小结

一、本章提要

1. 在临床护理工作中，护理人员要经常面对不同文化背景下的患者，在沟通过程中会受到语言的差异、生活方式的差异、习俗的差异、时间观念的差异等因素的影响。为了适应、满足不同文化背景的护理需要，护理人员应学习和研究不同文化背景下的行为方式，交流方式因人而异、为患者安排合适的个人空间、注意价值观念的差异、尊重不同国家和民族饮食习惯、尊重患者的民族习俗、处理好时间观念的差异，通过本章的学习，应重点掌握这些跨文化背景下的沟通策略。

2. 本章介绍了护理人员和特殊患者的沟通策略，如患儿及家属、老年患者、重症患者、慢性病患者、临终患者及家属等，熟悉各类特殊患者的身心特点，并掌握沟通策略。

二、本章重、难点

1. 不同文化背景下的沟通策略。
2. 特殊患者的沟通策略。

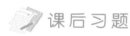 课后习题

一、名词解释

1. 文化休克　2. 跨文化护理

二、选择题

1. 下列哪项不属于跨文化护理沟通的影响因素（　　　）

A. 语言差异的影响　　　　　　　　　　B. 生活方式差异的影响

C. 气候差异的影响　　　　　　　　　　D. 时间观念差异的影响

E. 风俗习惯差异的影响

2. 信奉基督教的国家禁忌以下哪个数字（　　　）

A. 6　　　　　　B. 3　　　　　　C. 13　　　　　　D. 7　　　　　　E. 9

3. 临终患者家属的身心状况不包括（　　　）

A. 多重压力　　　　　　　　　　　　　B. 憔悴

C. 解脱　　　　　　　　　　　　　　　D. 内疚感

E. 营养失衡

4. 文化背景影响（　　　）

A. 个人的行为　　　　　　　　　　　　B. 价值

C. 习惯　　　　　　　　　　　　　　　D. 健康与疾病的概念

E. 以上都对

三、问答题

1. 护理人员与患儿及家属的沟通策略有哪些？
2. 护理人员与不同文化背景下的患者沟通策略有哪些？

四、案例分析

　　一位来华访问的美国学者，因肺部感染住院，住院后给予静脉输液抗感染治疗。在静脉输液期间患者需要排尿，由于患者不习惯于床上排尿，在自行带着输液瓶如厕不方便的情况下，护士提供了一次帮助，可随后几次她都谢绝了护士的帮助。

1. 尝试分析其原因。
2. 如果你是护士，请提出对策。

（姚丽娟）

第七章　求职沟通与礼仪

 学习目标

1. 掌握求职信、求职简历的撰写；面试中语言与非语言沟通的运用。
2. 熟悉求职前、面试前的准备。

第一节　求职材料的撰写

 案例导入

李某,女,某职业院校护理专业的一名应届毕业生,她的求职意向是某三甲医院的临床护士岗位。李某在校期间,专业知识扎实,综合素质高,并担任学生会生活部部长、理论中心组组长,组织开展多次党建知识学习活动,多次组织寝室评比、DIY大赛,有一定的组织基础和创新、处事能力。由于现在多数用人单位都要求求职者先寄送求职材料,由他们通过求职材料对众多求职者有一个大致的了解后,再通知面试或面谈人选。所以李某准备制作一份具有自己特色的求职简历。

问题导向

如何帮助李某制作一份精彩的求职简历呢?

在求职过程中,一份完整的求职书面材料是必不可少的,它是求职者综合实践能力、综合素质水平最具有说服力的证明,也是求职者向用人单位推荐自己的重要方式。所以每个求职者都应该根据自身特点拟定一份充分介绍和展示自我的求职材料。

一、求职前的准备

对于求职者来说,要想求职获得成功,就要做好求职前的准备工作。对于应届毕业生,求职前需要做的准备工作包括收集信息、自我评估、确立目标、准备求职材料。

(一)收集信息

收集信息是就业活动的第一步。求职者在择业过程中,需要通过各种渠道收集的信息大致包括以下四个方面的内容。

1. 了解就业环境

例如社会经济发展形势,社会各行业、各类企事业单位经营状况和对毕业生的需求等。尤其要重点了解本专业的社会需求情况,用人单位对毕业生的基本要求等。

2. 政策和法规信息

主要查阅一些国家及学校有关毕业生就业政策及规定等。

3. 就业安排活动信息

比如举办招聘会或供需洽谈会具体时间、地点等。

4. 具体应聘单位的信息

例如用人单位岗位对应聘者的要求、文化背景、发展前景、工作条件、福利待遇、对人才的重视程度及对毕业生的具体安排等。

（二）自我评估

在收集信息的基础上,求职者要根据自身实际,客观地进行自我分析。评估内容包括自身综合素质和能力、自己的性格和爱好、具有哪些优势和不足等。

（三）确定求职意向

通过自我评估的结果来确定一个比较明确的求职目标。例如求职的地域、求职的行业范围、求职的单位及应聘岗位等。

（四）准备求职材料

在确定了求职意向之后,需要准备求职材料,这是求职前最重要的一项准备工作。求职材料主要是求职者向用人单位宣传自己、展示自己、推荐自己,主要包括求职信(自荐信)、个人简历、学校毕业生推荐表、学习成绩单、各类获奖证书、职业资格证书以及其他能力证明材料等。

二、求职材料的撰写

（一）求职信的撰写

求职信是一种介绍性、自我推荐的信件,也称自荐信,它通过表达求职意向和自身能力的概述,引起对方的重视和兴趣。求职信一般包括标题、称呼、开头、正文、结尾、落款六部分。

1. 书写格式

（1）标题:选用较大的字体在自荐信首行的正中间写上"自荐信"三个字,要醒目、简洁、典雅。

（2）称呼:称呼应顶格书写,以表示尊敬和重视,其后用冒号。称呼是对读信人的称谓,求职信的称呼往往比一般书信的称呼正规,求职者要针对招聘单位的性质选用合适的称谓。可称呼其职务、职称或官衔。如果对方身份不清,则可写成"尊敬的××医院领导"或"尊敬的××医院人事科负责人"。

（3）开头:开头要换行空两格书写。首先要有问候语。接下来介绍自己身份、应聘理由、应聘职位及消息来源等。"身份"包括自己的姓名、性别、就读院校、专业、何时毕业等内容,表达时应简洁,"应聘理由和应聘职位"必须简洁、明确、得体,好的开头能吸引读信人看下去。

（4）正文:正文是求职信的重点,首先陈述自己对该工作的浓厚兴趣,并愿意到该单位工作的意愿。然后陈述自己能胜任所应聘岗位的各种能力,以及自己的潜力或对工作的适应能力。对个人情况的描述大致可从三个方面开展。一是专业知识技能,主要包括主修、辅修与选修课程及成绩,也可用所获奖学金次数来说明学习成绩。二是工作经历和能力,主要包括在校期间的经历和参加社会实践情况,如护理专业毕业生可用实习期间带教老师的评价和患者的评价来表明自己的工作能力;在介绍专业知识和工作能力时,要突出重点,使你的学历、经历让用人单位感到与其招聘条件相吻合。三是对个人特质的介绍,对本人的专长、技能、兴趣、性格等要介绍得恰如其分,尽可能使你的专长、兴趣、性格与你所应聘的工作岗位特点、要求相吻合。

(5)结尾:求职信的结尾部分主要包括两方面内容,一是表达你求职的诚信和期盼的心情,力求获得一次面试的机会;二是必不可少的礼貌,可以写上简短的表示敬意、祝愿之类的祝词。最后不要忘记加上"此致""敬礼"。

(6)署名日期:最后在右下角写上自己的名字和完整的日期。求职信的署名日期要认真书写,不能潦草马虎。

2. 注意事项

(1)力求精简:求职信应特色鲜明,内容精炼,直奔主题,切忌太长或太短,500～600字为宜,篇幅在一页内为好,用 A4 纸打印。

(2)强调贡献:多了解单位的信息,强调你能够为用人单位做什么贡献,而不是用人单位为自己做什么,体现你的职业精神。

(3)用事实说话:在撰写求职信时,尽量用充分的事实来取信用人单位,例如"在实习期间表现突出"可转换成带教老师和患者的具体评价,这样更有说服力。

(4)切忌抄袭:网络等媒体为求职者提供了很多方便,但切不可全篇照抄模板,使求职信中出现"千人一面"的问题。求职信要有针对性和个性化,使人读来觉得亲切、自然、实实在在。

(5)表达清晰,措辞准确:一份好的求职信不仅能体现你清晰的思路和良好的表达能力,还能考察出你的性格特征和文学功底等。所以一定要注意措辞和语言,文字表达应重点突出,富有逻辑性、条理性。写完之后要通读几遍,精雕细琢,切忌有错字、别字、病句及语句欠通顺的现象发生。否则,就可能使求职信"黯然无光",或是带来更为负面的影响。

求职信

尊敬的××医院领导:

您好!

首先非常感谢您在百忙之中呈阅。我是××职业学院护理专业的一名应届毕业生。很高兴在网站上得知贵院招聘临床护士这一消息。在此次招贤之际,鉴于扎实的医学基础知识,熟练的操作技术及出色的工作能力,我有信心胜任即将从事的工作。在此,我向贵单位毛遂自荐。

两年的理论学习和一多的内、外、妇、儿、门急诊、ICU 等科室的临床实践,我养成了严谨的学习态度,缜密的思维方式和坚韧的性格。在校理论学习期间,成绩一直排在年级前几名,临床实践期间,多次受到各科带教老师和患者的好评。对待患者我有一颗友爱关怀的心,我热爱即将从事的护理工作,对护理事业充满信心。

在校期间,我不但学到了专业知识,更提高了综合素质,我曾任学生会生活部部长、理论中心组组长、组织开展多次党建知识学习活动,多次组织百佳寝室评比、DIY 大赛,有一定的组织能力和创新能力。在努力学习本专业知识的同时,我不断充实自己,积极向党组织靠拢,现为党员,已接受高级党课培训,并顺利通过党课考试,努力使自己成为当今社会所需的复合型人才。作为新时代的大学生,我没有只满足于校内理论知识的学习,经常走向社会,理论联系实际,从亲身实践中提高自己的综合能力。我相信我自己能够适应今天社会激烈的竞争环境。

最后真挚感谢您对我的关注,希望贵单位能给我一个展示才华的机会,祝贵院事业蒸蒸日上,屡创佳绩! 盼望能接到您的回复。

此致

敬礼

自荐人:李××

××××年××月××日

(二)求职简历的撰写

求职简历是自己生活、学习经历、学习成绩的概括。求职简历的真正目的是为了让用人单位全面了解自己,从而为自己创造面试的机会,最终达到求职成功的目的。

1. 求职简历的格式

(1)表格式:是用表格的形式列出自己的基本情况和学习、工作的经历,使人一目了然。这是应届毕业生喜欢采用的格式。

(2)文本式:是按年月顺序,根据需要有选择地列出自己的学习、工作经历,充分表现自己的技能、品德。

2. 求职简历的内容(表7-1)

(1)个人资料:姓名、性别、出生年月、学历、毕业学校、专业、籍贯、民族、身高、政治面貌、联系方式等基本情况。需要特别注意的是一定要有具体的、确切的联系方式。

(2)求职意向:求职意向要明确,要对应聘单位有针对性。不能过于宽泛。明确的目标表述有利于应聘单位根据求职意向进行分类。

(3)教育背景:主要写明毕业学校、所学专业、学位、就读时间与毕业时间、主修课程、相关特殊进修、短期研修的时间等。填写教育背景时,应把你最近获得的学位或最高学历写在前面,目的是突出最高学历。对于大学生来说,教育经历只写大学和高中阶段的即可。若所学过的一些课程对所应聘的工作岗位密切相关,也可建立一"主要课程"或"相关课程"栏,并将这些课程填入相应栏。不用面面俱到,主要列举与你所谋求的工作岗位有关的课程。

(4)社会实践:本部分是用人单位较为关注的部分,也是用人单位考虑是否采取面试的主要标准。主要突出大学阶段所担任的社会工作、职务,在各种实习机会当中担当的工作,并写明从中的收获。对于护理专业的毕业生来说,临床实习阶段是理论过渡到实践的阶段,用人单位特别重视这一阶段的表现。所以护理专业的毕业生在简历中应具体写明轮转哪些科室,出科考试成绩如何,掌握哪些护理操作技能等情况。

(5)个人能力:包括各种技能证书,如外语、计算机或其他证书,并写明会做什么、掌握什么、熟悉什么、精通什么等;在写个人能力时应该实事求是,不能有虚假的成分。

(6)奖励与荣誉:在学习和实践活动期间获得的奖励等,可以按照时间(或者重要性)顺序来排列。大学期间的论文、成果、发表的文章(提供简单的说明即可)。

(7)兴趣爱好:可以展示你的爱好、品德、修养、社交能力、合作能力。尽量与应聘职位所需的技能有关,否则反而会弄巧成拙。

(8)附件:包括学校的推荐信、加盖学校公章的成绩单、各种证书的复印件等。

表 7 - 1　求职简历

基本信息			
姓名	李××	性别	女
民族	汉	出生年月	×××年××月
专业	护理	学历	大专
政治面貌	中共党员	身高	166cm
联系方式 通讯地址:××省××市××区××路××号　　邮编:××××× 联系电话:固话(0×××)×××××××,手机1×××××××××× E - mail:×××××@126.com			
求职意向	临床护士		
教育背景	2012.9—2015.7　××职业学院护理专业; 2009.9—2012.7　××市××高级中学。 专业课程:基础护理技术、内科护理学、外科护理学、妇产科护理学、儿科护理学、急救护理学、护理人际沟通与礼仪等		
社会实践	2012.9—2014.7　××市医院各科室临床见习(每学期2周); 2013.7—2013.8　大学生暑期社会实践活动任组长; 2014.9—2015.6　××市医院××科室临床实习		
个人能力	考取国家大学英语6级证书(CET - 6),并具备基本的英语口语能力; 考取计算机一级证书,并能熟练操作 Word、Excel、Powerpoint 等办公软件		
荣誉与奖励	2013 获得××奖学金; 2014 获得××护理技能大赛一等奖		
兴趣爱好	性格活泼开朗,乐于助人。喜爱音乐,擅长古筝演奏		

3. 注意事项

(1)内容扼要、精炼:简历一般以一页为宜,最多不超过两页,要用有限的文字写清楚自己与所应聘工作岗位的相关信息。简历篇幅越长,被认真阅读的可能性越小。

(2)重点突出:内容就是重点,仅有漂亮的外表而无内容的简历是不会吸引人的。所有内容都要巧妙地围绕你的成绩、最佳表现,以针对要应聘的单位、职位,要强调你有哪些技能、能力、资质、成绩能够满足单位的需要,能够给单位带来利益,并阐明你能够胜任这份工作。一份完整的简历能让对方在很短的时间内对你有比较全面的了解。

(3)内容真实:简历是求职者向用人单位展示诚信的一个平台。简历的撰写要尽可能地准确,不夸大也不误导,更不要试图编造工作经历或者业绩。不管是你的知识水平、业务能力,还是你的工作经历,不管是简历的哪个环节,哪怕是一个细小的部分,在书写这些东西时,都要遵循真实的原则。因为在招聘过程中,如果一旦被用人单位发现你的简历有造假的现象,应聘者的人品道德也就会完全被否定。

（4）要有针对性:含糊的、笼统的并毫无针对性的简历会使你失去很多机会,所以必须为你的简历定位。如果你有多个目标,最好写上多份不同的简历。这并不是主张求职者简单地变更一下原来的简历就可以,最好是结合要应聘的岗位,重新写自己的简历。在每一份简历上突出重点,这将使你的简历更有机会脱颖而出。

（5）精益求精:简历撰写完毕后应认真检查,包括是否有错字、是否通顺、是否有逻辑错误、专业术语是否错误等。同时在排版方面也应重视,要综合考虑字体大小、行和段的间距、重点内容的突出等因素。

第二节　求职面试沟通技巧

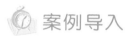 案例导入

　　小白,某医学院的应届护理毕业生,在某医院的招聘考试中,以笔试第一名的成绩取得了面试资格,此时正在该医院的面试等候区等候面试。由于紧张,穿着高跟鞋的她在走廊不停地走动,嘴里念念有词地背诵着自己的自我介绍。突听工作人员念到自己的名字,就急忙冲进面试考场,在入座过程中还不小心踢到了椅子。开场的自我介绍由于紧张背诵不出来,因此说话的声音很小,而且面试的全过程一直低着头。可想而知最后小白失去了在该医院就职的机会。

问题导向

　　笔试第一名的小白,为什么在面试会失利,而错失了入职的机会呢? 她的表现如何呢?

　　上述案例中,我们看到了面试的重要性。作为一名护理专业学生在目前日益严峻的就业形势下,对于自己心仪的工作岗位,在面试中更要全力以赴从容应对考官,把自己的优点全面地展现在考官面前,最终获得自己理想的职位。那么面试前需要做哪些准备呢? 在面试中如何运用沟通技巧呢?

一、面试概述

　　面试就是当面考试,是在精心设计的特定场景下对应试者基本素质和工作能力的测查和评价活动。具体来说就是考官和应试者面对面交谈及观察,由表及里测评应试者的知识、能力、经验等有关素质的一种考察活动。

　　面试是相对于笔试的另一种形式,是各用人单位普遍采用的测试方法,已广泛应用于各单位人员录取、岗位竞争及日常人事管理工作中。在面试中,考官以谈话和观察为主要手段的双向沟通过程来考察应试者的能力。

（一）语言表达能力

　　以语言交流的方式将自己的思想、观点、意见、建议等用流畅的语言表达出来,来测试应试者的语言影响力、组织指挥能力及号召力。

（二）思维能力

从应试者的问题解答中可了解到其思维能力、思维水平和思维方法。

（三）临场应变能力

应试者在特定及突发的情况下处置问题的能力,这也是在面试中主要考察的内容。

（四）专业能力

专业能力是面试中重点考察的内容,重点测评应试者的业务知识及技能的综合应用能力。

（五）形象外表影响能力

应试者的行为举止、穿着打扮、言谈举止、气质表情等形象特征。

（六）人际沟通能力

人际沟通能力具有凝聚团队力量,和谐人际关系及激发人的潜能的作用,是提高工作效能的重要管理能力。

面试是避免高分低能者进入所在单位的过滤器,可以简单分为单独面试和集体面试两种形式。所谓单独面试,是考官每次只面试一位应试者;而集体面试是考官一次同时面试几位应试者。有些用人单位面试和笔试同时进行;有些单位先从笔试优胜者中挑选面试人员;有些用人单位是从面试优胜人员中挑选笔试人员。无论哪种面试形式,对于应试者而言都应以扎实的专业知识、饱满的精神面貌来迎接面试。

二、面试前的准备

社会日益严峻的就业形势,促使我们更加要珍惜每次的面试机会,给考官留下良好的印象,增加录取的机会。因此在面试前应做好足够的准备工作,挖掘自己的无限潜能,以良好的状态去迎接面试。护士作为医院的重要群体,其形象的好坏,不仅直接关系到患者的身心健康,还关系到医院的生存与发展。这就对护士的言谈举止、仪表仪态提出了更高要求。作为护理应聘人员可以从以下几个方面来做好面试前的准备工作。

（一）面试单位信息准备

对面试单位信息的了解,可以从亲朋好友、电话咨询、新闻报道、广告、杂志、企业名录及其他书籍等途径全面了解该单位的相关信息。包括:①医院的性质和背景,医院的发展情况、特色科室等。②单位的发展前景。③招聘单位的内部组织、员工福利、薪金、工作地点、住房公积金、养老金等相关待遇,毁约费用等详细的信息。

（二）面试相关材料准备

查看自己的资格是否符合条件,有关工作或有助于谈话的资料准备好。面试会用到的简历、自荐信、成绩单、各类获奖证书、荣誉证书、资格证书等相关材料。

（三）面试心理准备

在面试中要克服"完美主义心理""恐惧心理"和"自卑心理"。在面试前不必为自己所谓的不可逆转的缺点而过多苦恼,也不要因过度的紧张心态和自卑的心理影响正常能力的发挥,要树立足够的信心。另外,面试中与考官之间的非语言沟通在面试中的作用也是不容忽视的,它能使语言沟通表达得更加生动精彩。因此,应聘者应从自己的衣着外表、言谈举止做好准备,以轻松的心理状态来应对面试。按照成熟的"我行—你也行"的人际交往模式的态度来泰然自若的表现自己的优势,充分展示自己的才华。

(四)面试形象准备

第一印象在面试中会产生深远影响,因此应试护理岗位的人员一定要把端庄、干练、整洁、美好的仪表形象表现出来,从服装、发饰到面部化妆都要体现出本职业崇高的职业形象特点。仪表服饰要与自己的年龄、体型、气质相符合,男士可选择西装,女生可应选择套裙,裙长在膝盖左右为宜,给人以清新的感觉。服装颜色以淡雅或同色的搭配为宜,不戴首饰、不擦过多的香水,化淡妆、穿高跟鞋,显示出稳重、文雅、严谨的职业形象。发型的选择要与自己的风度、气质及脸型相匹配,护理人员一般不留过肩的发型,不佩戴艳丽的发饰,不染亮丽颜色的头发。

(五)面试问题准备

首先要准备好"自我介绍",不用篇幅过长,抓住自己的优点,如专业、特长、职务、主要荣誉及奖励等,有效地把自己"推销"出去即可,一般时间为三分钟;其次准备好针对本次面试的相关专业知识,只有掌握扎实的专业知识,才能在面试中脱颖而出。

(六)时间准备

掌握好面试时间,做好路程时间计划,并预留出足够的应对突发事件的时间。迟到是不尊重考官的一种表现,也是一种不礼貌的行为。因此,应试者一定要守时,不能迟到,应提前10～20分钟到达面试地点。一方面可以先熟悉环境,找到面试地点;另一方面可以稍微休息和稳定情绪。在候场时要保持应有的礼貌及绝对的安静,为避免被打扰,要提前关闭手机。

三、面试中的沟通技巧

在医院人员结构中护士的比例总是最高,如今护士服务的优劣也成为患者选择医院的条件之一,对于一个医院而言,护士的重要性不言而喻。由于面试有着严格的时间限制,因此面试语言要做到要言不烦、一语中的。同时,语言要有条理性、逻辑性,讲究节奏感,保证语言的流畅性。切忌含含糊糊,吞吞吐吐,这会给考官留下不良的印象,从而导致面试的失败。非语言沟通在面试中的作用也是不容忽视的,它能使语言沟通表达得更加生动精彩。因此在面试中将语言沟通和非语言性沟通相结合加以运用,是决定面试成功与否的重要因素。

(一)语言性沟通

语言沟通是一切沟通中的首选,也是一种最重要的手段。一段好的语言沟通可以使气氛变得很融洽,使沟通双方更容易融入沟通的主题中,从而利于沟通目的的实现并取得实质性进展。在面试过程中良好的语言性沟通体现在如下方面。

1. 语音要清晰

语音是语言的表现形式,目的是让他人能够听懂听清,因此发音要准确,不能含糊不清,一般面试中都以普通话为主。

2. 声调要适中

说话声音的强弱,是一个人自信心的最直接体现。考官对一个说话声音小到连自己都听不见的候选人是绝不会有耐心的,他会认为你胆怯,不敢表达自己的思想或不愿和他人分享你的经历。反之,说话声音过大会影响考官的情绪,使他觉得你并不尊重他。因此,准确掌握语音的强弱显得至关重要,一般来讲,面试中我们可以参照考官的语音并略微低于他即可。

3. 语速要适中

语速,即说话的速度,在说话时应保持快慢适中,过快可能考官听不清楚;过慢可能使考官产生困倦。

4. 语法要规范

语法是语言的结构规则,即词语的组合规则。在面试中注意牵涉到的专业术语一定要符合规范要求,并注意词语的简洁性和逻辑性。

5. 语势要适当

语势是沟通中气势的体现,往往会反映出一个人的逻辑思维能力和语言表达能力。使用各种修辞是加强语势的最佳途径,良好的语势可以很好地掌控沟通的节奏,引导沟通向着利于自己的方向发展。

在实际的面试沟通中洪亮适度的声音、清晰的语音、抑扬顿挫的语调、节奏鲜明的语势及符合规范的语法会使应试者散发光芒,吸引考官的注意,从而提高通过的可能性。反之,再优秀的应试者也不会使考官对其产生兴趣。

(二)非语言性沟通

沟通无时不在,无处不在。非语言的沟通是语言沟通的有效补充,可谓相得益彰。如果应试者善于运用这一点,便能给考官留下美好的第一印象,就会使面试成功率大大提高。

1. 礼貌进场

进入考场之前,要礼貌性敲门,得到允许后推门进入,并轻轻关门。可以与考官点头致意,不要贸然伸手与考官握手。

2. 走路姿势

上身保持直立;双臂自然摆动,注意幅度不要过大;双膝不要过度弯曲;双脚不要过度分开;注意不要拖拉和出现太重的脚步声;注视前方,注意不要碰到房间内放置的物品。

3. 站立姿势

上身挺直,双臂下垂或握手于身前;双脚对齐,脚尖适度分开或丁字步;头部摆正,面带微笑,双眼注意关注考官的眼睛。站姿要禁忌弓腰曲背,抓耳挠腮。

4. 行礼姿势

保持正确的站立姿势,眼睛注视正前方,上身稍向前倾,双手交握于腹前,庄重地点头行礼,然后恢复到原来姿势,注意颈不可以偏,膝不能弯曲。

5. 就座姿势

走到自己的座位前,背向椅子,腿靠近椅子,上身挺直,缓缓落座。落座后,双膝并拢或稍稍分开,双腿放正或向一侧倾斜。起立时注意稳重、安静、自然,不要发出响声,从容离开。坐姿要禁忌高跷"二郎腿",禁忌双手抱胸及插入口袋,并注意眼睛不要随意乱瞟,眼神要时刻关注考官。

6. 面带微笑

笑容可以缩短人与人之间的心理距离,为深入沟通与交往创造温馨、和谐的氛围。在面试全程中,要保持微笑从而表现出心境良好、充满自信、乐业敬业的职业形象。

7．注意聆听

"聆听"是一种很重要的礼节。在面试过程中,要认真聆听,自然流露出敬意。

面试是一种程序简单而过程又极为重要的沟通模式,每一个细节都会直接决定应试者能否通过,进而影响其职业发展。因此,在面试沟通中我们一定要注意每一个细节,将语言性沟通与非语言性沟通有效且得体地结合在一起,这样才会使沟通更有效、更成功。对于刚步入社会的大学生,如果能够掌握面试沟通中各个环节的关键技巧,并结合自身实际得以发挥,相信这定会为自身实力插上翅膀,在职业的太空中更高更远地翱翔。

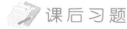 本章小结

一、本章提要

1．求职材料是求职准备工作中非常重要的内容,通过本章的学习,应掌握求职信及求职简历的内容及撰写技巧,并能独立完成一份求职信和求职简历。

2．面试是在精心设计的特定场景下对应试者基本素质和工作能力的测查和评价活动,包括对应试者语言表达能力、思维能力、临场应变能力、专业能力、形象外表影响能力、人际沟通能力等方面的考察。作为护理专业的学生,应加强自身能力的提高。

3．本章中详细介绍了面试前的准备工作,以及面试中语言性沟通的技巧、非语言性沟通的技巧等内容。在学习中,熟悉面试前应该做的准备工作,并重点掌握面试过程中语言与非语言沟通技巧的应用。

二、本章重、难点

1．求职信及求职简历的撰写。
2．面试中语言性沟通技巧、非语言性沟通技巧的应用。

课后习题

一、名词解释

1．求职信　2．求职简历

二、选择题

1．下列关于求职简历基本信息所包含的内容错误的是(　　　)

A．姓名必须写　　　　　　　　　　B．学历、学位必须写

C．身高、体重必须写　　　　　　　D．联系方式必须写

E．照片不一定需要

2．自我介绍时应该把握的要点是(　　　)

A．要突出个人的优点和特长,并要有相当的可信度

B．要展示个性,使个人形象鲜明

C．不可夸张,坚持以事实说话

D．要符合逻辑,介绍时应层次分明、重点突出

E. 以上都对

三、问答题

1. 求职前需要做好哪些准备？

2. 在面试中,考官以谈话和观察为主要手段的双向沟通过程来考察应试者的哪些能力？

3. 面试过程中非语言性沟通可以体现在哪些方面？

4. 面试过程中良好的语言性沟通体现在哪些方面？

5. 如果你参加用人单位的面试,会在哪些方面做好准备工作？在面试中会注意哪些问题？

（何艳平　宫汝飞）

下　篇

实训指导

实训一　护士服饰礼仪

在社交活动中,人们可以通过服饰来判断一个人的身份、地位和涵养等,通过服饰可以增进一个人的仪表、气质,所以服饰是人类的一种内在美和外在美的统一。在医疗卫生行业中,护士得体、规范的着装,不仅能体现个人良好的职业形象,也反映了所在单位的整体形象和管理的规范化程度。

【实训目标】

1. 掌握护士着装礼仪(护士帽、护士服、口罩、裤子、鞋袜的应用)。

2. 培养学生良好的职业素养。

【实训用物】

护士服、护士帽、圆筒帽、白色发夹、口罩等。

【实训方法】

1. 护士发型

基本要求:将学生分为 2 人小组。两名同学相互检查护士发型、燕尾帽、圆筒帽等是否符合服饰规范,有错误则帮对方纠正。之后学生口述护士发型、燕尾帽、圆筒帽等的基本要求,一边口述一边展示给对方。

2. 护士着装

基本要求:将学生分为 2 人小组。两名同学相互检查护士服、护士鞋等是否符合服饰规范,有错误则帮对方纠正。之后学生口述护士服、护士鞋等着装的基本要求,一边口述一边展示给对方。

（金　笛）

实训二　表情礼仪

表情是指一个人的喜、怒、哀、乐等内心情感通过面部肌肉的运动在面部所呈现出来的感觉,是人际交往的重要途径。而表情礼仪是指人们对眼神、笑容及面容三方面的礼仪规范。在护理活动中,能否正确认识和恰当应用自己的表情,直接影响到护理工作效果。表情礼仪的总体要求是热情、友好、轻松和自然。

【实训目标】

1. 掌握面部表情训练的要求和方法。

2. 通过表情训练,学会理解表情、把握表情,养成医护人员友好、热情的表情。

【实训用物】

镜子、口罩、音乐设备、摄录设备等。

【实训方法】

1. 眼神的训练

(1)每天用 5~10 分钟时间,对镜子静坐,放一首你最喜欢的歌曲,戴上口罩欣赏自己的眼睛,让镜中的眼睛与你的眼睛交流,让眼睛微笑,不借助嘴巴,进行眼神的交流、变化等。

(2)每天用 5 分钟做一段手、眼配合练习操,锻炼眼睛的灵活性,能从注视部位、角度等方面把握眼神。

2. 微笑的训练

(1)对着镜子,嘴角的两端稍提起,嘴角似闭非闭,以露出不到半牙的笑为宜,如是牙齿不好,可轻闭嘴角,说话时以露出 8 颗牙为宜。练习微笑时,眼神、下巴配合练习。

(2)每天放一首欢快、跳跃、节奏明快的乐曲,静坐在椅子上,思想集中,感情投入,仿佛自己在欢快的音乐节奏中翩翩起舞,发自内心,自然而然地微笑。

3. 面容的训练

(1)酝酿自己的心情,首先对着镜子,模拟治疗与护理过程常用的表情,例如关心、理解、赞许、同情等表情进行尝试练习。

(2)小组成员模仿患者说一段情节,由学生做出关心、理解、赞许、同情等表情,用摄像系统拍摄下来。

(3)小组讨论,提出反馈意见和改进的建议。

(金　笛)

实训三　仪态礼仪

　　仪态又称为体态,是人的精神面貌的外在表现,是人们在交往或活动过程中所表现出的各种姿态,如站姿、坐姿、蹲姿、走姿,人们又将其统称为"体态语言"。在护理工作中,优雅的体态可以透露出自己良好的礼仪修养,给患者留下良好印象,并进而赢得患者更多信任和被接受的机会,建立良好的护患关系。

【实训目标】

　　1. 掌握护理礼仪中站姿、坐姿、蹲姿、走姿的要求。

　　2. 通过体态礼仪的训练,理解体态礼仪在护理工作中的应用。

【实训用物】

　　卡片、椅子、笔、书本、放音设备等。

【实训方法】

　　1. 站姿的训练

　　(1)靠墙训练:下颌微收,枕部、肩胛骨、臀部、小腿、足跟紧贴墙面,收腹、平视、面带微笑。同时配上合适的音乐,站姿优美,使心情愉快,也能减少痛苦,每次坚持 15 ~ 20 分钟左右。

　　(2)背靠背训练:两人背靠背站立,在肩部、小腿等相靠处各放一张卡片,双方的枕部、肩胛骨、臀部、小腿、足跟相贴,不能让卡片掉下来。

　　(3)提踵训练:找高低相差 10 cm 左右的台阶,脚掌站在高处,脚跟悬空,全身肌肉绷紧,保持站立姿势。

　　2. 蹲姿的训练

　　(1)在站姿的基础上,左手从身后向下捋平衣裙,右脚稍后退半步,两腿靠紧下蹲。

　　(2)下蹲拾物时,常用基本蹲姿,左手放于左膝上,右手拾物或双手拾物,站起,右脚向前半步,然后再走,显得雅观优美。

　　3. 坐姿的训练

　　(1)八步落座:①喊口令"入座准备",受训者从不同方向走向座椅靠背后方站定。②喊口令"1、2、3、4、5",受训者左脚先行,按口令走 5 步,从座椅左侧行至座椅前站定,身体距离坐位 10 ~ 15 cm。③喊口令"6"时,受训者右脚后退一点,以小腿确认一下座椅的位置,不允许回头或低头找椅子。④喊口令"7"时,受训者以双手抚平裙摆。⑤喊口令"8"时,受训者落座,取基本坐姿或其他坐姿。

　　(2)四步离座:①喊口令"离座准备",受训者从原来的坐姿恢复至基本坐姿。②喊口令"1",受训者将右脚后移半步,小腿轻触座椅边缘。③喊口令"2",受训者轻稳起身,注意保持身体平衡。④喊口令"3",整理衣服。⑤喊口令"4",受训者后退式由左侧离开。

　　(3)训练方式:①集体训练:4 ~ 6 人一组,由教师喊口令练习基本坐姿和其他各种坐姿,检查学生完成情况。②分组训练:每 2 人一组,一位同学喊口令,另一位同学练习,互相纠正动作不足之处。

4. 走姿

（1）顶书训练：目视前方，头顶书本，以标准走姿踩线行走练习。

（2）掐腰训练：双手掐于腰间，面向镜子进行走姿训练。

（3）原地摆臂：身体直立，两臂以肩关节为轴，前后自然摆动。

（4）全身协调练习：配合轻音乐，将各要领融于一体反复练习，训练时注意脚步轻盈，悄然无声。

5. 综合实训方法

学生分成 5～6 个同学一个小组，学生自己设计展示方式，在 3～5 分钟内把站、坐、蹲、走姿连贯而整齐地展示出来。

（金　笛）

实训四　护士的行为礼仪

行为举止是一种无声的肢体语言。护理人员文雅规范的行为举止礼仪,不仅可以反映护士的综合素质,衬托护士的美好气质和风度,同时还可增加患者对护士的信任感,促进护患关系的建立。护士在护理工作中的行为举止礼仪包括手势礼仪、端治疗盘、持病历夹、推治疗车、端治疗碗等。

【实训目标】

1. 掌握护理人员基本手势礼仪、端治疗盘、持病历夹、推治疗车、端治疗碗等礼仪。

2. 通过行为礼仪训练,能够将行为礼仪的知识合理运用到护理工作中去。

【实训用物】

治疗盘、治疗车、病历夹和治疗碗。

【实训方法】

1. 垂放以及背手训练

统一训练:

(1)双手指尖朝下,掌心向内,手臂伸直后分别紧贴两腿裤线处。

(2)双手伸直后自然相交于小腹之处,掌心向内,一只手在上一只手在下叠放或相握在一起。

(3)双手伸直后自然相交于背后,掌心向外。两只手相握。

(4)一只手紧贴裤线自然垂放,另一只手略弯曲向内搭在腹前。

(5)一只手掌心向外背在背后,另一只手略弯曲,掌心向内搭在腹前。

(6)一只手紧贴裤线自然垂放,另一只手掌心向外背在背后。

以上训练要求自然优雅,规范适度,五指伸直并拢。

2. 持物

分组训练:

(1)端治疗盘的姿势。

(2)手拿病历夹的姿势。

(3)推治疗车的姿势。

以上训练要求动作符合规范。

3. 鼓掌

统一训练。要求符合动作规范。

4. 递接物品

同学先统一训练再分小组训练。要求尖、刃向内,双手为宜。

5. 引导手势

同学先统一训练再分小组训练:横摆式、直臂式、曲臂式、斜式、双臂式。

要求小组动作统一规范。

6. 招呼他人

同学先统一训练再分小组训练。要求动作符合规范。

7. 挥手道别夸奖

同学先统一训练再分小组训练。要求身体站直,尽量不要走动、乱跑,更不要摇晃身体。

（金　笛）

实训五　日常交往礼仪

社会是人们交往过程中的产物,没有人际交往就不成为社会。人要生存发展,就不能置身于社会交往之外。遵守日常交往礼仪是人们顺利进行社会交往、促进事业成功的重要条件。我们应当掌握一些基本的日常交往礼仪知识。

【实训目标】

1. 掌握交往礼仪中的介绍礼仪、名片礼仪、握手礼仪、电话礼仪。

2. 能够将日常交往礼仪运用到护理工作中。

【实训用物】

名片夹、名片、电话。

【实训方法】

1. 介绍礼仪

授课过程中,老师给同学一分钟的准备时间,之后随机抽查当堂进行自我介绍,训练学生的语言表达、个人展示等能力;三个同学为一组,分别扮演不同的角色,尝试用讲授过的礼仪要求和介绍的方式进行实践操作训练。教师随机抽查一小组,在班级中展示。要求符合介绍礼仪规范。

2. 握手礼、名片礼仪

安排全体同学两两相对站成两排,针对不同情境,让学生进行握手训练和递、接名片训练。

3. 综合实训方法

将 3 ~ 4 名学生分为一组,让学生自己事先设计好合适的场景,分别饰演场景中的不同角色,将刚刚学习过的介绍礼仪、握手礼仪、名片礼仪、接打电话礼仪等各项日常交往礼仪知识综合到一个情景中,并分小组展示给全班同学。

（金　笛）

实训六　护理工作中与特殊患者及家属的沟通技巧

在临床护理实践中,护理人员会接触到各种各样的患者及家属,不同的患者及家属之间存在个体差异和群体差异。因此,护理人员应掌握与不同患者及家属沟通的技巧,进行有效沟通。

【实训目标】

1. 掌握与患儿及家属、老年患者及家属沟通的礼仪与沟通技巧。

2. 通过训练,培养学生的表达能力,提高沟通技巧。

【实训用物】

情景剧的道具、模拟病房等。

【实训方法】

1. 与患儿的沟通情景剧表演

患者5岁,流行性感冒入院,体温40 ℃,有父母陪伴。护士需要给患者做注射处置,患者不配合。根据此病例,设计情景剧剧本,进行模拟训练。

重点:尤其注意运用语言沟通艺术。

适应性地运用语言沟通方式。如:患儿伴有哭闹,持续高热,患儿亲属焦急地询问护理人员患儿的体征,这时如果护士不紧不慢地讲官话、套话,这显然是不正确的,面对一群焦急的患儿亲属沟通时,一定要重点与患儿最亲近的人一对一沟通,交流患儿病情发展趋势、体征、用药计划以及护理时的注意事项,语言以患儿为中心展开,态度温和,不必过多地交代详细病情。

基本要求:

(1)学生分组:一组为3~4个学生,课前组长抽取情景剧模板,分配角色任务。

(2)将护理工作中常用的沟通技巧,灵活地应用到情景剧当中。

(3)表演具有真实性,符合与患儿沟通的特点及礼仪规范。

2. 与老年患者的沟通情景剧表演

患者徐某,女,68岁,汉族,丧偶,独居。因8小时前出现四肢发麻、头晕而来院就诊。检查结果:轻微脑萎缩和脑血栓,需住院治疗。入院后,患者不配合治疗和护理。根据此病例,设计情景剧,同学扮演不同的角色。

重点:尤其注意适当的体态。

与老人沟通时,目光平视,护士蹲下身子,不要让老人抬起头或远距离跟你说话,容易让他们感觉你难以亲近,应该近距离弯下腰与他们交谈,老人才会觉得与你平等,觉得你重视他。

弯腰角度根据老人的身高或所处位置的高低而定,会让老人觉得很亲切。

基本要求:

(1)学生分组:将3~4个学生分为一组,课前组长抽取情景剧模板,分配角色任务。

(2)将护理工作中常用的沟通技巧,灵活地应用到情景剧当中。

(3)表演真实到位,符合与老年患者沟通的特点与礼仪规范。

（金　笛）

参考文献

［1］马如亚．人际沟通［M］．北京：人民卫生出版社，2006.

［2］高燕．护理礼仪与人际沟通［M］．北京：高等教育出版社，2005.

［3］张燕京．临床护理案例分析外科护理技能［M］．北京：人民卫生出版社，2015.

［4］刘桂英．护理礼仪［M］．北京：人民卫生出版社，2005.

［5］仰曙芬，王治英．护患沟通技巧［M］．北京：人民卫生出版社，2011.

［6］李冰，朱江．护理技能操作标准与语言沟通［M］．北京：人民军医出版社，2009.

［7］郭常安．护理沟通艺术［M］．杭州：浙江科学技术出版社，2002.

［8］张翠娣．护理人员人文修养与沟通技术［M］．北京：人民卫生出版社，2011.

［9］王斌．人际沟通［M］.2版．北京：人民卫生出版社，2011.

［10］李宗花．护理礼仪与人际沟通［M］．北京：人民卫生出版社，2016.

［11］(美)Riley.J.B.护理人际沟通［M］．隋树杰，董国忠，译.北京：人民卫生出版社，2013.

［12］史瑞芬．护理人际学［M］．北京：人民军医出版社，2013.

［13］曲巍，杨立群．人际沟通［M］．江苏：江苏凤凰科学技术出版社，2013.

［14］余桂林，刘鸿慧，薛雅卓．人际沟通［M］．北京：中国协和医科大学出版社，2013.

［15］秦东华．护理礼仪与人际沟通［M］．北京：人民卫生出版社，2014.

［16］李秋萍．护患沟通技巧［M］．北京：人民军医出版社，2015.

［17］曹世林．面试［M］．杭州：浙江人民出版社，2007.

［18］严冬根，陈洁欣．面试技巧与训练［M］．杭州：浙江大学出版社，2012.